がん患者の心を救う

精神腫瘍医の現場から

埼玉医科大学国際医療センター
精神腫瘍科教授
大西秀樹
Hideki Onishi

河出書房新社

がんにかかられた患者さん、ご家族へ

現在わが国では毎年五十万人の方々が、がんの診断を受けています。いまや日本人の三人に一人は人生で一度がんにかかるという状況です。がんになるということはもはや特殊な状況ではなく、日常的なものとなりつつあり、治療のあり方などは社会問題にもなっています。

医学はこの疾患に対して、検診、手術、化学療法、放射線治療などの手段を用いて対抗してきました。検診は広く行なわれるようになりました。手術の技術革新は日進月歩で、患者さんの身体への負担も少なくなりました。抗がん剤の開発は世界中で行なわれており、続々と新しいものが世に出ています。抗がん剤の副作用対策などは、以前に比較すると格段に向上し、患者さんの苦痛は軽減しています。CT、MRIなどの検査機械もすぐれたものが続々と登場しています。痛みの治療法も進歩し、さまざまな薬剤が使用可能となり、痛みに悩み苦しむ人も少なくなりつつあります。これらの治療法の進歩は治癒率の向上、生存期間の延長をもたらしました。

しかし、これら治療法の進歩にもかかわらず、年間三十万人の方々がこの疾患で命を落としており、わが国の死因の第一位となっています。ですから、現在でも、がんという疾患から死を連想しても不思議ではありません。

私たち人間は困難な状況にめぐり合ったとき、悩み、苦しみます。がんという病気になると、死を思い浮かべる、今まで普通に暮らしてきた生活が持てないことなどで悩み苦しむことが多くみられます。いや、ショックを受けない人などはほとんどいないでしょう。

ご家族も同様です。愛する家族の一員ががんになる。もしかしたら死につながるかもしれない。今までの幸福な家庭生活は戻ってこないかもしれない。それらはご家族にとってどれだけ精神的なダメージを及ぼすのか計り知れません。

このように、がんという疾患は、患者さんの身体のみならず、患者さん、ご家族の心にも影響を与えてしまうのです。この悩み・苦しみは患者さん・ご家族の生活の質を落としてしまうばかりか、がん治療にも影響を与えかねません。医療者もこれらの悩み・苦しみに対して応じていたのですが、さらに専門的な医療を導入して、何とかしたいと考えるようになりました。がん患者さんの心のケアを考える医療のことをサイコオンコロジー（精神腫瘍学）と呼ぶのですが、これはこのような経緯の中で誕生しました。

わが国では一九八〇年代からその流れが始まり、医療の世界でも少しずつ認識されるようになってきています。その領域で働く医師は精神腫瘍医と呼ばれており、私もそのひとりです。ただ、がん医療の現場で専門的に働く精神腫瘍医は全国でも数少ないのが現状です。また、どのような活動が実際に行なわれているのか、そしてその結果として何がよい点なのか、また何が限界なのかはまだよく知られていません。精神腫瘍医という言葉をこの本で初めて聞いたという人も多いでしょうし、医療関係者でも初めて聞いたという方も多いと思います。

私は精神腫瘍医としてがん医療の臨床現場で働き、今までに一〇〇〇人以上のがん患者さんを診察してきました。そこでは今まで精神科医として得た経験が大きく生きたのですが、がん医療に携わってはじめてわかることも数多くありました。そこで、精神腫瘍医ががん医療の現場でどのような働きをしているのか、私が経験したがん患者さんへの心のケアに関する医療についてお伝えしたいと思います。

がん医療における心のケアは領域が広く、すべてを語ることはできません。私自身がまだ経験していないことも数多くあります。しかしながら、この本を読むことでまず大まかな印象を得ていただければと思っています。

がんに罹患された患者さん、がん患者さんを看病するご家族の皆様に少しでもお役に立てば幸いです。

大西秀樹

Contents 目次

1 章

なぜ心のケアが必要なのか?

なぜ心のケアが必要なのか？

がん患者さんの心のケアを担当して一二年が経ちました。

私は精神科医ですから、メスを持ったことはありませんし、抗がん剤治療をしたこともありません。内視鏡を触ったことはないし、手術室に行くこともありません。

でも、現在はがん治療の専門病院である埼玉医科大学国際医療センター包括的がんセンターに勤務しています。抗がん剤治療も手術もしたことのない医師がなぜ、がん治療専門病院に勤務しなければならないのでしょうか。

心のケアは大切だといわれていますが、どうしてなのでしょうか。

たとえば、ここに一〇〇名の治療中のがん患者さんがいたとします。私がその方々を診察すると何人の方々に精神科の診断がつくでしょうか？

五人？　一〇人？　二〇人？　それとも五〇人？

「五〇人はオーバーだよ」とお考えでしょうが、実は五〇人が最も近いのです。米国における治療中のがん患者さんの心の状態の調査（一九八三年）では、約半数の患者さんに精神科の診断のつくことが知られています。この調査では、精神科診断がついた患者さんの約八割は不安やうつを訴えていました。したがって、全体で言えばがん患者さんの四割弱が不安やうつを訴えていたことになります。この後に行なわれた研究でも結果は同様で、がん患者さんの二〜三割は不安やうつを訴えることがわかってきています。

がんの診断と治療は近年著しい発展を遂げました。しかしながら、依然としてわが国の死亡原因の第一位であり、一年に約三〇万人の方々がこの病気で命を落としています。ですから、いくら治療が進歩したといっても洋の東西を問わず「死」を連想させる病気であり、がんになるということは心に大きな負担がかかります。

がんを告知された方々から話をうかがうと、「何を言われているのかわからなかった」、「自分の出来事でないような気がした」、「医師の間違いだと思った」、「告知を受けた後、どうやって家に帰り着いたのか覚えていない」などの訴えが聞かれます。このことからも、その衝撃の大きさがわかります。

また、がんは予定外の好ましからざる出来事です。人生の計画に「〇〇歳でがんになって……」などという予定を入れる人はまずいないでしょう。自分の人生計画に無神経に割り込んで、予定を狂わせる形で発症します。ですから患者さんは「これからゆっくりしようと思ったのに」、「退職して旅行に行く前に検診を受けたらがんでした」などと予定外の出来事を嘆くことが多いのです。

人間の心は辛い経験にあっても、これらの衝撃を消化して適応していく力が備わっています。通常であれば辛い出来事から二週間を過ぎますと、目の前の困難に対して立ち向かう気力が湧いてくることが多いと言われています。しかし、生命の危機であるがんという出来事に対してはすべての人が順調に回復に向けての道を歩んでいけるというわけではなく、先ほど述べましたように二〜四割の方々は精神科診断がつくような不安やうつが生じてしまいます。

不安やうつは判断力や気力に影響を及ぼすことは、日常経験からおわかりだと思います。このようなとき、ゆっくりとした時間を過ごす、休養するなどすれば徐々に気力が回復してきます。ただ、がん治療ではこれが難しいのです。がんの告知から治療に至るまでの間は多くのことをしなければなりません。治療前の検査はほとんど入院前に行なわれるので病院に通う日が多くなります。会社に勤めていれば休みの連絡、仕事の引き継ぎなどしなければなりません。家庭に居る方でも家庭内の仕事の整理など細々としたことが数多くあ

ります。

また、現在のがん治療では患者さんによる治療方針の決定、医療行為に対する同意が重要視されています。多くの事柄に対して医師から説明を受け、治療方針を決めていかなければなりません。たとえ気力が充実していたとしても、かなり忙しく、気力、判断力と体力を消耗する期間です。休養が大切な時期が最も忙しいという矛盾を抱えているのです。

もしも、気力、判断力が充実していなかったら……。

おそらく仕事の引き継ぎはうまくいかないでしょうし、家庭内の仕事もそのままになってしまうでしょう。治療法の選択も、心が穏やかであれば問題なく行なえることが、後で後悔するような選択を行なってしまうかもしれません。これらは不安やうつを増長するという悪循環もまねきかねません。

このような場合は何らかの援助が必要です。ご家族をはじめ、親戚、友人、会社の同僚、主治医、看護師などの援助の輪はこのようなとき、本当にありがたいものです。これらの方々による有形無形の援助で回復の道をたどる人も多くいます。

しかしながら、これらの援助をもってしても心の状態が安定しない人もいます。

このような場合、私たち精神腫瘍医は主治医、看護師からの依頼を受けて援助の輪に加わり、専門的な立場からご家族、主治医などと共に患者さんの心に生じた不安やうつを少しでも軽減するように下支えをしています。精神医学を基本にして、腫瘍学の知識も取り入れながら患者さんの心が安定するようにお手伝いしています。我々が関与してもすべてが解決するわけではありませんが、解決できる可能性は高くなります。

今も多くの方々ががんという生命を左右しかねない病気にかかり、苦悩されています。この苦悩は、大きな負担となり、多くの方に不安、うつなどの症状を引き起こし日常生活や治療に支障を来たしています。心の辛いときは皆で支えなければなりません。ひとりでも多くの人が心の辛さから解放されるようにと毎日活動を続けています。私たちは手術も化学療法もできませんが、心の辛さを軽くすることを通じてがん医療の一端を担っています。

がんで失われるもの――喪失体験

「がん」という病気は身体のみならず、心にも影響を及ぼすことを述べました。

多くのがん患者さんが不安・うつで悩んでいます。この不安・うつは今後の病気のこと、治療のこと、家族のこと、職場、学校のことなど社会生活の多くの面に影響を及ぼしています。

がんになったことはご自身の責任ではありません。がんにならなければこれらの経験はしないでもすんだでしょう。「どうして私が」、「何にも悪いことはしていないのに……」――外来で無念さ、悔しさを述べる方がたくさんおられます。

患者さんは、がんになることで健康を失い、楽しいはずの未来を失ったと感じてしまいます。客観的にはそうでないとしても、ご本人はそう確信しています。

多くの未来を〝失った〟と感じてしまうのです。

〝失う〟という体験は「喪失体験」として知られています。

喪失体験は誰もが日常的に経験する事柄です。例を挙げますと、卒業での別れ、失恋、入試の失敗、入社試験に落ちること、離婚、解雇などは喪失体験といえます。ですから、その体験は幼少時から続いて現在にまで至っています。

これらの出来事も「喪失」という点では同様ですが、がんになったことによる喪失感は「死」と直結することもあり、喪失感がとても大きくなります。

「がんの診断は死刑宣告みたいだった」という患者さんもいます。がんによる衝撃と喪失感はそれほど大きいのです。

がんに罹患し入院することになりますと、会社勤めの方では病気の事実をある程度会社に伝えなければなりません。「他の人はどう思うだろう？」と心配が出てきます。会社を休むということは同僚に負担を負わせることになります。「同僚は怒っていないだろうか？」と心配する患者さんも多くみられます。同期からは後《おく》れをとることにもなるでしょう。社会的な出世の道を諦めなければならないかもしれません。病気休暇が長くなれば給与が下がると同時に医療費もかさみ、経済的に困窮する場合もあります。経済的に困窮しても、子どもの学費は払わなければならないでしょうし、必要な生活費はどんどん出ていきます。困っても働く体力がまったくないという状況も多くあります。

このようにがんになることで失うことは健康面だけではなく、社会的なこと、経済的なことなどにもおよび、そしてそれは新しい悩みの種となるのです。悩みが悩みを生む悪循環が生じます。

こうなってくると本人に解決できるという性質のものではなくなり、不安、うつはますます悪化してしまうでしょう。

喪失体験はがんをきっかけとしてどんどん広がって患者さんを苦しめていきます。

どうすればよいのでしょうか。


多くの〝喪失〟を抱えたがん患者さんが精神腫瘍科の外来を受診します。

外来を受診したとき、話を聞く側の私たちには患者さんの喪失がわかりません。ですから、話を聞くことが大切になります。

聞いているうちに患者さんの抱える「喪失体験」がその輪郭をぼんやりと現してきます。はじめは一つだった喪失体験が話を聞いているうちに二つ三つと増えていきます。そしてぼんやりとした内容が話を重ねる間に明瞭となります。患者さんの中には「こんなことまで先生に話していいの？」という方もいます。何でもいいのです。失ったものを語っていただければ。苦しいのは患者さんですから。

聞くことにはメリットがあります。聞くという行為は患者さんに語っていただくことです。当たり前のことかもしれません。しかしながら、語るという行為には力があるのです。語るという行為は患者さん自身がご自分の抱えている問題点を明らかにするということを必要としますから、患者さんの頭の中で問題点が整理されます。頭の中が整理されることで今まで解決不能と思っていたことが実はそう大変ではないと認識したり、自分で解決を見いだしたりすることができるようになります。

語るだけ語った後で「楽になりました」という患者さんもいます。聞いている私が何のアドバイスをしなかったとしてもです。聞くだけで悩みがほとんど解消される人もいます。聞くことは患者さんが自分で喪失体験に立ち向かう能力を引き出すからでしょう。

問題点が明らかになった後でも、壁にぶつかり立ち直れない方々もいます。むしろこちらの方々の方が多いかもしれません。どうすればいいのでしょうか？

患者さんが壁にぶつかっている場合は、患者さんが問題の解決に耐えられるかを考えながら患者さんが解決しやすいような糸口を一緒に見つけるようにします。患者さんを暖かく見守り、時にはいくつかの提案などもしながら共同で作業を進めます。支持的精神療法と呼ばれるこの方法は精神科医が最も多く使用している治療法の一つですが、不安や悩みを抱えるがん患者さんにはとても有効な治療法です。

支える期間は一体どれくらいなのでしょう？　精神科の医師が話を聞くことで問題の解決が行なわれるでしょうか？

私の個人的な経験ですが、答えは「まちまち」です。すぐに解決の方向に向かう人もいれば、解決の糸口が見えるまで年単位で付き合う人もいます。患者さんにとっても、私にとってもとても辛い時間となることもありますが、解決を急がず、患者さんの立ち直りを信じてお供するのが、結局は解決の近道となるのです。

話を聞いている間にうつ病など薬物治療および安静を必要とするような状態が出てきた場合には患者さんに病態を説明し、薬物療法を速やかに開始します。

しかし、がんという病気は患者さんと私たちの共同作業をあざ笑うかのように、再発・進行して患者さんの精神状態を逆戻りさせてしまうこともあります。患者さんはショックを受け、くじけそうになりながらも病気を受け入れて闘病を続けます。その姿は美しく感じることもあります。

地道な努力がいつかは実を結ぶことを願いつつ外来は続きます。

喪失はなくならないかもしれません。でも可能性、希望は残しておきたいのです。

心のケアが必要なもう一つの理由

「なぜ心のケアが必要なのか？」で、がん患者さんでは精神医学的な診断名が約半数の人につくほどストレスを受けていること、そして精神症状ががん治療に影響を及ぼすことについてお話しいたしました。

精神症状は患者さんにとっても辛いものですが、医療者にとっても適切な診断と治療の妨げになるのです。

ここでは、心のケアが大切なもう一つの理由――医療者に対する負の影響――についてお話させてください。

例を挙げて話します。

患者さんがうつ病に苦しんでいるが、家族・医師もそして患者さん本人もうつ病になっているとは気がつかないという状況を想定しましょう。

そんな中で、医師から「治療を続けますか？」と聞かれたとします。

うつ病は辛く、苦しい病気です。また、人生に対する興味・関心を失ってしまうこともあります。闘病意欲も低下します。

「がん治療医といっても医師なんだから、うつ病ぐらい気がつくだろう」と思われるかもしれません。でも、身体疾患を治療する医師にはうつ病を正確に把握できないというデータもあるのです。

このような状態で患者さんが「治療は続けません。身体の調子も良くないし、やめたいと思います」と答えたとして、医師・家族もそれを本人の意見として受け入れる。

うつ病に苦しんでいなかったら、闘病意欲がもっとあったなら……「治療は続けません」とは言わなかったかもしれません。

これが正しいインフォームドコンセント（説明と同意）とはいえないことがおわかりになると思います。

治療を止めようと考えていた患者さんがうつ病にかかっていることが判明し、うつ病治療を行なったところ意欲がでて、治療が再開できたということもあります。

次のような場合もあります。

精神症状は医療者による身体症状の評価を混乱させる、誤った方向に導くということもあります。

たとえば、うつ病になりますと食べられなくなる（食欲低下）、身体がだるくなる（全身倦怠感）、起き上がることができない（精神運動抑制）といった症状が出現します。食べられない、身体がだるい、起き上がれないといった症状はうつ病患者さんの呈する身体症状ですが、よくよく考えてみてください。進行がん患者さんで多くみられる症状でもあります。

うつ病の症状はがんの症状とも重なっているのです。

うつ病が悪化しますと食べられなくなり、体重が減少し、やせて、動けなくなってしまいます。がんでなければすぐにうつ病だとわかるのですが、がん患者さんではあたかも全身症状が悪化したようにみえます。

それに加えて、たまたまがんが進行していたりしますと「食べられなくて起き上がれないのはがんによる影響だろう」ということになりかねません。

本当はうつ病の症状なのに……抗うつ剤で治療すればよくなるのに……。

がん治療――化学療法、手術など――を行なうときは、ある程度全身状態が良好であることが必要です。全身状態の悪いときに行なう治療は患者さんに益をもたらさない可能性があるからです。

全身状態が悪いとき、がん治療は中止になります。

しかし、「うつ」で動けないのに、食べられないのに、全身状態が悪くなったと判断されて治療が中止になったとしたら……。

本人も、家族も、医師もうつ病で全身状態が「悪化したようにみえる」ことに気がつかないで、「病気が進行したので仕方がない」と、そのままになっていることもあると思います。

精神状態が良くないときには「身体の原因によるものではない身体症状」が出現します。まだ、あります。

私が経験した例をご紹介します。

化学療法中にめまい、立ちくらみがひどいということで治療の継続が困難になっている患者さんが外来にいらしたことがあります。化学療法を行なうとめまい、たちくらみがひどくなるので治療を続けたくないとのことでした。ところが、めまいに関して耳鼻科で検査を行なっても問題がありません。そこで、精神科疾患ではないかと私のところに依頼が来たのです。患者さんから話をうかがうと、気分が滅入っている、意欲がない、眠れない、集中できない、身体がだるくて仕方がないなどの症状が出現しており、うつ病にかかっていることが判明しました。

患者さんに対しては、

① うつ病になっていること

② 抗うつ薬の服用と安静が必要なこと

③ めまい、立ちくらみなどはうつ病でも出ることがあるのでうつ病の治療を行なうとよくなる可能性のあること

を説明し、うつ病の治療を始めました。

うつ病の治療を始めてから一カ月ほどでめまい、立ちくらみは気にならない程度になり、化学療法を再開しています。

この患者さんは主治医の先生が「どうも気になる」と私のところへ診察を依頼したことでやめようと思っていた治療を再開することが出来ました。

でも、気がつかなかったら……。

以上述べましたように、がん患者さんに精神症状が出ていますと精神症状のみならず、「精神状態の悪化によって引き起こされている身体症状」が加わるので全身状態の評価が困難になります。

ですから、がん医療の現場には「精神症状」を緩和し、「精神状態の悪化によって引き起こされている身体症状」を判断、治療する精神科の医師が必要なのだと思います。いや、高度の医療、最善の医療を行なおうと考えるなら欠くことができないでしょう。

そして、がん治療医の先生方が本来の身体的な症状の治療に専念できる環境を作れればと思っています。

すべてのがん患者さんがこのような症状を呈するわけではありません。でも、こういうことは現実に生じているのです。

心のケアばかりではなく、診断・治療の質を高めていくためにも精神科は欠かせないものであるのです。このように細かい点にまで注意を払い、がん医療の質を高めていくことが、患者さんの心のケア、ご家族への心のケア、治療への満足度につながることは言うまでもないと思います。

患者さんを少しでもよい状態にするため私どもは毎日このような点に気を配りながら医療を行なっています。心のケアと言ってもその領域は多くの領域にまたがり、多くの知識と経験を必要とします。まだまだわからないこともたくさんあります。毎日が勉強の連続です。

2章

患者を苦しめる心の病

適応障害

がんになるということは、治療法の発達した現代でも「死」を連想する病気であり、ストレスのかかる出来事です。

そのような状況に直面したとき、人はどのような心況になるのでしょうか。そしてそれを乗り越えていくにはどのようにすればよいのでしょうか。

一緒に考えていきたいと思います。

外来にひとりの患者さんが紹介され受診してきました。

ある日、胸にしこりを見つけ病院を受診。

検査の結果は乳がんで手術が必要との説明。

説明を聞いたときは、

「頭の中が真っ白になった」

「死んでしまうのではないか？」
「医師の診断が間違っていたのではないか？」
という思いが頭の中を駆け巡ったといいます。

その日、どうやって家にたどり着いたかは思い出せなかったそうです。

その後は、あれよあれよと言う間に手術。
手術後は大きなトラブルもなく退院となりました。

しかしながら、家に戻ってからも今後のことが不安で仕方がない、動悸が止まらない、夜もよく眠れない、日中も気分がすぐれないということで精神腫瘍科の受診となっています。

外来受診時には、将来への不安感とそれに伴う動悸、不眠などの身体症状の訴えが聞かれました。病気になる前、このようなことはなかったということです。

病気そのものは進行がん（他の器官または臓器に病変がおよぶもの、または病変がある一定の大きさ以上）ではありませんでした。

患者さんの訴えを聞いて、不安が強い状態であることをお互いに確認しあい、少量の抗不安薬を処方しながら外来を継続しました。その後の外来ではがん、日常生活、家庭、将来のことなどを話し合ったりしました。

このようにしているうち、調子に波はあるものの徐々に不安、動悸、不眠などは落ち着いてきています。

ここに示しましたように、がんに罹患した後、不安感、気分の滅入る感じが続いて日常生活に影響を及ぼす場合があります。

一般的に、人はがんなどのショッキングな出来事に遭遇しますと次のような心の状態を取ることが知られています。

① 衝撃の時期

「がん」と言われたことで頭の中が真っ白になり、何も考えられない状態となります。この状態は一週間程度持続します。

②抑うつの時期

何も考えられない「衝撃」の時期の後には、不安感が強くなる、気分が滅入るなどの時期が訪れます。この時期は一週目ごろ始まり、一週間程度持続します。

③　立ち直りの時期

二週目を過ぎた頃になると現実を見据えることが出来るようになり、今後のことに向けた対処が可能になります。

以上が、がんを告知された場合に患者さんが経験する一般的な心の動きです。がん治療中の患者さんの半数がたどる正常な心の反応です。

ただ、この心の動きは通常たどる心の反応であり、このような経過をたどらないこともあります。

先ほど例に挙げた患者さんのように不安が続いてしまい、動悸、不眠なども伴って日常生活に影響を及ぼしてしまう場合があります。がん患者さんの調査では一〇人のがん患者さんのうち、三人程度がこのような症状を呈することが知られています。

このような状態を医学的には「適応障害」と呼んでいます。

「適応障害」というのは聞きなれない病名だと思いますが、要するに自分にとってストレスとなる出来事に遭遇したため、それに反応して生じた不安や抑うつであると考えていただければよいかと思います。

一般的にはショッキングな出来事のあと二週間程度で立ち直るのが普通ですから、先に述べたような状況が一カ月以上続いている場合は適応障害を考慮した方がよいでしょう。

がんという病気の中でショッキングな出来事は、がんにかかっていることを知ること、再発の知らせ、治療がこれ以上ないと言われたときなど人生を左右するような知らせを受けた後に生じることが多いようです。

ここまで読んでお気づきの方も多いと思いますが、がんの診断を受けた後うつ病を生じ、不安、抑うつそして不眠などを呈することもあります。適応障害に似ていると思いませんか？　では、どこにその差があるのでしょうか。

大まかに言えばうつ病のほうが抑うつや不安、不眠の程度が重いと考えていただければよいと思います。ただ、うつ病か適応障害なのか迷う場合もあります。

だとすれば、適応障害の治療はどのように行なえばよいのでしょうか？

予想もしなかったがんという病気になり、悩み・苦しんでいる患者さんたち。命の危険もあるかもしれない。再発を告げられ絶望の淵に追いやられた患者さんに対してどのように接したらよいのでしょうか？

適応障害の治療は私自身としては最も精神腫瘍科の力の発揮できるところ、存在意義が問われるところと考えますが、その治療は容易ではありません。

辛い思いをしている患者さんと相対して、今までの話を聞く。
病気のこと、仕事のこと、家族のこと……
病気になって諦めなければならなかったこと。

即座に解決が可能な問題などではありません。
私も無力感を覚えることもあります。
出来ることは、ただその悲しみの場所にいることだけです。

悲しみの場を共有しながら話を聞く。
これを繰り返す。

そうするといつの間にか打ちひしがれていた患者さんに希望の光が見えてくる。
私もそれを確認する。
徐々にその光が明瞭になる。
私もそれを確認する。
具体的な問題が出てきたら一緒に解決法を考える。
そうするうちにいつの日か患者さんにもう一度生きる希望が訪れる。

非常に曖昧な感じがすると思いますが、この曖昧さが大切なのではないかと考えています。すぐに解決できるような方法はないのですが、患者さんがくじけないように支えます。このような状態ではつい何かひと言確定的なこと、「〜すべきだ」などと言ってしまいたくなりますが、それを言わないのが肝心です。確定的な言葉を言うと、それまで築いてきた関係が崩れることもあります。患者さんは自分でコントロールができない「がん」という病気に悩んでいます。確定的な言葉を使うと患者さんが「自分で自分をコントロールできない」という無力感を増大させてしまう危険性があります。

してはいけないこと……、

「励ますこと」、「頑張れ」と言わないこと。

患者さんは、がんになったあと精一杯の人生を生きています。

その患者さんを鞭打つような言葉が「頑張れ」。

「何を頑張る」のでしょうか？

「頑張れ」というあなたは何をしてくれるというのでしょうか？


ご家族にどのように接したらよいのでしょうかともよく聞かれます。

そのときは、

「今までどおりに接してください」

「励まさないでください」

と、お伝えしています。


何だか曖昧模糊としていて……と思われるかもしれませんが、これを読んでいる皆様も思い返してみると難題にぶつかっている人から相談されたときに同じようなことをしていたと気づかれると思います。

この曖昧さ、確定的なところがないという点が肝心。

言い過ぎて失敗した経験は皆あるのではないでしょうか。

適応障害の治療。がん患者さんの心のケアで最もお伝えしにくいところです。

がん患者さんの心の苦しみを和らげる絶対的な方法はありません。

患者さん一人ひとりの苦痛に焦点を当て、患者さんの回復を助けます。

医療者側のあせりは禁物です。

うつ病――どんな病気でしょうか？

がんに罹患するということは人生を大きく左右する出来事の一つです。そのことが、ストレスとなり、うつ病の引き金になることは既に述べました。

ところで「うつ病」とはどのような病気かご存知でしょうか？

うつ病は「心のかぜ」などと新聞・テレビで報道されており、社会的にも認識されるようになりつつあります。また、私たちも日常生活の中で何気なく「今日はうつだよ」、「うつっぽい」などという表現を使いますが、うつ病患者さんの「うつ」とはどのようなものなのでしょうか。「かぜ」ならすぐに治りますが、その程度なのでしょうか。

本当はどのような病気なのでしょうか。

ここではうつ病について少しばかり説明させてください。

「気分が滅入る」、「うつ」という症状はどのようなものでしょうか。

うつ病から回復した患者さんに「うつ」であったときの様子をうかがいますと、

「もう二度と経験したくない」

「苦しかった」

と、どちらかといえば「気が滅入る」というよりも「苦しい」という感じの表現をします。

ある患者さんは、「とても苦しかったですよ。この苦しみから逃れられるなら、死も選択肢に入ってしまうんですね。『もうどうでもいいから、この苦しみを取り除いてくれ!』っていう感じでした」と教えてくれました。

うつ病から回復したがん患者さんに、「抗がん剤の副作用と〝うつ〟、どちらが苦しかったですか?」と質問しますと、ほとんどの患者さんが「抗がん剤の副作用なんて比べものにならない」と言います。ある患者さんはこう教えてくれました。「先生ね、抗がん剤の副作用は一週間で終わるけど、うつ病の苦しみはずっと治らない気がするんですよ」と。抗がん剤の副作用が軽いわけではありません。抗がん剤も身体のだるさ、吐き気などの症状が出て、人によってはかなり苦しいのですが、それが比べものにならないぐらいだというのです。

すべてのうつ病患者さんがこれほどの症状を訴えるわけではありません。症状の軽い人もいます。しかしながら、うつ病は単に気が滅入る程度ではなく、想像を絶する苦しみを経験する場合もあるのです。

もう一つ、中心となる症状があります。

うつ病になると人生全般に対する興味や関心がなくなってしまいます。

今、こうして原稿を書いていますと、大学構内の桜の花がとても美しく咲いているのが見えます。日本人であれば桜の花を見るたびに「美しいな」と思うでしょう。ところが、うつ病の人にはその美しさが感じられないこともあるのです。

うつ病から回復した患者さんに「うつのときに桜の花を見てどう感じた？」と質問すると、「ああ、咲いているなという感じでした」、「無感動になっていました」と答えていました。桜の花びらが灰色に見えた患者さんもいましたし、「アルミサッシのフレームの色」に見えた患者さんもいました。季節感、事物の美しさすべてが感じられなくなるのです。

興味がなくなってしまうという症状は人生の広い範囲におよびます。

会社の仕事にも興味が持てなくなり、出社できずに辞めてしまうこともありますし、趣味にもまったく関心が持てなくなります。

お孫さんのいる患者さんは「うつのときには孫の近寄ってくるのがうっとうしくて仕方がなかった」ようです。今まで、とても大切にしてきたお孫さんがうっとうしい存在にしか見えなくなり、お孫さんの成長に対する興味も失われてしまいます。

女性の場合、化粧、髪の毛、洋服に対する興味も失われるので、お化粧はしなくなりますし、美容院に行かなくなり、髪もとかさなくなるので髪の毛はぼさぼさになります。服も暗い色調のものを選んでしまうようです。

人生に興味がなくなってしまうのです。ただただ、辛く、意味のない毎日が過ぎていくように感じられるようになります。

辛い「抑うつ気分」と、人生の意味を失くしてしまう「興味・意欲の低下」。この二つの症状がうつ病の中心症状です。うつ病の患者さんはこの症状のどちらか一つが必ず認められます。人生が辛くなり、楽しくなくなることがうつ病の本態です。

他にはどのような症状がでるのでしょうか。

患者さんは眠れなくなります。ベッドに入ってから何時間も寝つけません（医学的には「入眠困難」と言います）し、たとえ眠れたとしても数時間で起きてしまいます（中途覚醒）。夜明け前に起きる（早朝覚醒）とそのまま日の出を見ることになります。時間的に眠れたとしても、眠れたという気がしません。睡眠の質の低下が起こります。睡眠薬を飲めば眠れるとお考えでしょうが、睡眠薬を服用しても、さほど症状は改善しません。

これほど眠れないと、日中は寝られると考えるのが普通ですが、うつ病の人は日中も眠れません。横になってもいられず、起きて動いてしまったりします。

食欲も低下します。

食事を目の前にしても食が進まず、食べたとしてもほんの少量ということになってしまいます。食べても美味しく感じられず、「砂を噛《か》んでいるようだった」と味覚が変化したとの訴えが多く聞かれます。

食べる、寝るといった、生きていくための基本的な事柄が出来なくなってくるのです。がんという病気になると体力の低下が進みます。その上うつ病になりますと、眠れない、食べられないなどの症状が生じるのでさらに体力の低下が進んでしまいます。

身体もだるくなります。うつ病そのもので身体のだるさが生じるのです。

身体がだるいために、内科、外科、耳鼻科など複数の科を受診し、さまざまな検査を行なっても特に問題がないことから、「もしかしたら精神科？」と疑われ、やっと受診になることもまれではありません。

考え方にも影響が出てきます。
患者さんは物事を考えようとしてもなかなか先に進みません。遅々として考えが進まない、考えようとしても何も思いつかないなどの症状が出現します。また、これとは逆にあせりの感覚が強くなり、堂々巡りになってしまったりすることもあります。

集中力も低下します。日常生活上では新聞を読まなくなる、読んでも見出しのみになることが多いようです。テレビもつけっぱなしで、見ておらず、内容はほとんどわかっていません。集中力が悪いために物覚えも悪くなることから「認知症になったのではないか」と心配する患者さんもいます。物事も決められなくなります。買い物に行っても何を買ってよいのかわからなくなる等、普段なら何でもないことが決められなくなります。

人によっては「こうなったのは自分が悪いからだ」、「自分のせいで家族に迷惑をかけている」と自責感にさいなまれることも多くみられます。「もう、家族を破滅させてしまった」などと妄想的に思い込んでしまうこともあります。

このように悩んでいる間に、患者さんは死への願望が膨らんできます。死に魅入られるといったほうが良いのかもしれません。うつ病がとても苦しい病気であることから「死んだ方が楽」と考えることで、命を絶とうとするのです。

このようにうつ病という病気は、気分が滅入って苦しくなり、人生に対する興味がなくなるなどの症状を中心として、そのほか身体症状、精神症状を呈する病態で、この苦しさから逃れるために自殺を考える場合も出てくるということがおわかりになったかと思います。

患者さんの言葉、

「〝かぜ〟どころじゃないですよね」

食事とうつ病

うつ病に罹患された方々が抱える問題の一つとして「食事」の問題があります。

「食欲不振」はうつ病の症状の一つであり、食べられないということは体力の低下にもつながります。ましてやがん患者さんの場合、がんという疾患、さらに治療の経過などで既に体力を落としているのですから、うつ病での食欲不振による体力低下が加わることは患者さんの身体に深刻な影響を及ぼします。

食欲がなくなるだけなら美味しいものを食べれば……と考えるのが普通でしょうが、実はそう簡単にいきません。

うつ病患者さんと話をしていますと、「先生、食事をしても砂を噛んでいるみたいです。味がないんです」という訴えが多く聞かれます。抗がん剤で味覚が失われることもあるので、薬剤の副作用？と考えたこともありますが、抗がん剤の治療をしていない人でも味覚は失われているので、うつ病自体で味覚が失われてしまうのだということに気がつきました。

食欲どころか、味覚までも失われてしまうのです。食べたくないし、美味しくない……ますます食べられなくなってしまいます。

うつ病治療開始後、まだ病状が落ち着いていないときにフランス料理を食べてみた患者さんは、「全然おいしくなかったです」と残念がっていました。

以前、うつ病患者さんでは「桜の花がアルミサッシの色に見える」ということから、うつ病では視覚が変わってしまうという話をしました。そればかりでなく、うつ病は味覚も変えてしまうのです。

うつ病は美しいものを見たり、おいしいものを味わうといった人生に彩りを添える感覚を奪い去ってしまいます。

味覚の変化は他のことにも波及します。

食事を作ってもらうことの多い患者さんでは、「家族が食事を出してくれるのですが、砂を噛んでいるようで美味しくなくて……」と、せっかく作ってもらった食事が美味しくないことを嘆いています。味覚がなくなることで、他の人にも迷惑をかけているという症状が新たに加わってしまいます。うつ病本体の症状というよりも、うつ病から二次的に発生した症状ともいえるでしょう。


食事を作っている患者さんの場合、「食事が美味しくない」ということに加えて、

「何を作っても苦く感じて……」

「甘いのか、辛いのかもよくわかりません」

「まずい食事を提供しているかと考えると申し訳なくて」

という訴えが聞かれます。

味覚が変化し、自分がまずい食事を家族に提供しているのではないかと錯覚してしまうのです。

これで、さらに落ち込んでしまうという悪循環がみられます。これも、うつ病から二次的に発生している症状です。

患者さんに対しては、うつ病では味覚が失われてしまうことがあること、うつ病の治療が効いてくると味覚は改善するとお伝えしています。

患者さんの中には「もう戻らないかと思っていました」と訴える方もいます。それほど深刻なことなのです。

食事に関する問題はまだあります。

買い物に行くことが多い人は、その日のごはんに何を作るか、何を買えばよいかということでも迷ってしまうのです。

迷うといっても、私たちが「今日は何を作ろうかな？」と迷う程度の問題ではありません。

まず、「今日は夕ご飯に何を作ればいいの？」から始まり、相当長い時間悩みます。

何を作ろうかと考えてそのままになってしまうこともあります。

「こんなことも考えられない」と自分がダメな人間になったように感じてしまうようになります。患者さんに「今の状態で、自分がダメな人間になったような感じがしませんか？」と質問すると「そのとおりです」と答える方も数多くいます。

何とかメニューを考え、カレーを作ることになったとしましょう。気力を振り絞り、重い身体を引きずってスーパーマーケットに向かいます。肉売り場に行きますと、豚肉、牛肉、鶏肉が並んでいます。元気であれば、気分に合わせたり、その日のよさそうな肉を適当に選んで買うのですが、「どの肉を買えばいいの?」と選べません。うつ病では「決断困難」という症状があるとお話ししましたが、まさにこれがそうです。

迷って買うことができればよいのですが、一〇分位肉売り場の前に立ち尽くし、結局選ぶことができずに帰宅した患者さんもいました。

うつ病の患者さんにとって買い物は辛い行為のひとつです。

この問題を解決するには、うつ病の治療に加えてご家族の協力が欠かせません。

患者さんに対しては、味覚が変わること、メニューが決められないのはうつ病のためであること、しばらくの間、買い物や料理をご家族に代わってもらうことを説明します。家族のために食事ぐらいは作りたいという患者さんの希望も多いのですが、うつ病を早く治すために食事を作らないで休むことが必要であることを説明し納得してもらっています。

メニューが考えられなくなった患者さんに一週間分のメニューを書いて渡したこともあります。後で患者さんからうかがったところ、「とても楽でした」とのことです。メニューを考えて渡すだけで患者さんは楽になるというのです。メニューを決めるという何気ないことでさえ患者さんにはとてつもない苦痛なのだと認識しました。

何を買ってよいのかわからない、何を作っていいのかわからないという患者さんに対して、その苦労を聞くだけではなく、問題解決に向けた医療側の努力も必要なのだと改めて感じています。

ご家族には、買い物や食事を作る役割を一時的にお願いするようにしています。それができない場合には一時的ですが外で食事をするようにお願いします。患者さんの安静を確保するためでもあるのですが、患者さんが買い物、食事などで「私は食事のメニューも考えられないし、作ることもできないダメな人間」と思い込まないためでもあります。無理をして料理をすることで「やはり、自分はダメな人間なんだ」と思い込まないためにも、ご家族の協力が欠かせません。

うつ病では決断ができなくなるため、買い物が苦痛になり、メニューを考えたりすることもできなくなってしまうということをご家族に説明すると、「そうだったのですか」と納得して快く買い物、家事を引き受けてくれますし、それが難しい場合は外で食べてきてくれます。

治療が進んで症状が改善してきますと、味覚が戻り、徐々に買い物が出来るようになり、食事も作れるようになります。

うつ病の症状が消失した後で患者さんに振り返ってもらいますと、「どうしてあんなに買い物ができなかったのかわからない」というから不思議です。

うつ病という病気は食事という日常生活の中にも入り込んできて食欲を低下させ、味覚を奪い、買い物をできなくするなどして患者さんを苦しめ、その苦しみが悩みをさらに増やす原因となるなど悪循環の輪の中に患者さんを落とし入れます。

薬物療法のみではこれらに対抗することはできず、ご家族の理解と協力があって初めて患者さんは回復への道程を歩み始めます。

日常生活の最も基本的な行為である食事。美味しいご飯を食べてもらいたいと願いながら診療を行なっています。

うつ病――どのように診断するのでしょうか？

がんの診断は病気が疑われる部分から組織を取り出して顕微鏡で観察し、がんの特徴を有していれば診断が確定します。

うつ病の診断はどうでしょうか。現在はＣＴ、ＭＲＩ（磁気共鳴画像）などで詳細な脳の画像情報を手に入れることができます。脳の内部はかなり細かいところまで見えるようになりました。それでもうつ病の診断はできません。顕微鏡で見たとしてもわからないでしょう。

それでは、どのようにして「うつ病」と診断するのでしょうか？

答えは「問診」です。科学技術の進歩した今でも、医師が質問をして患者さんが答えるという診察の形がうつ病診断の決め手なのです。

ここでは「うつ病の診断」についてお話をさせてください。

まず、どのような症状があればうつ病と診断してよいのでしょうか。

私ども精神科医は問診によりうつ病の診断をしていますが、自分の考えだけで「この人はうつ病」などと診断をしているのではありません。ある決められた基準を満たした場合にうつ病の診断をつけています。そのよりどころとなるものを「診断基準」といいます。

診断基準としては米国精神医学会診断基準（Diagnostic and Statistical Manual of Mental Disorders 4th edition〈DSM-IV〉）、国際疾病分類（International Statistical Classification of Diseases and Related Health Problems〈ICD-10〉）などが標準的です。

私はＤＳＭを用いて診断しています。

さて、その診断基準ですが、全部で九つの項目に分けられています。

（医学書院『ＤＳＭ-Ⅳ-ＴＲ、精神疾患の分類と診断の手引』より）

① 抑うつ気分

② 興味・喜びの著しい減退

③　著しい体重減少、または増加
④　不眠、または睡眠過多
⑤　精神運動性の焦燥または制止
⑥　易疲労性、または気力の減退
⑦　無価値感、罪責感
⑧　思考力や集中力の減退、または決断困難
⑨　死についての反復思考

前の項でうつ病の症状に関する説明が長かったと思いますが、この基準にそって説明したためです。

何だか漠然としていてわかりにくいなと思われるでしょう。私も最初に見たときは「？？？」という状態でした。

うつ病の中心となる症状は前にも述べましたように、①抑うつ気分と②興味・喜びの減退です。ですから、うつ病と診断するには、九つの症状のうち①または②のどちらかがあ

ることが必須です。その上で、a 九つの症状のなかから五つが同時に二週間以上続いていて、b その症状のために日常生活に支障があり、c 薬剤や身体疾患などによる影響がない場合にうつ病と診断するのです。

こう説明されても何だかよくわからない、ピンとこないと思います。

この診断基準の意味するところは、うつ病は抑うつ気分、意欲の低下といった症状の他に、不眠、食欲不振、疲れやすさ、頭の回転が鈍くなる等といった身体症状を伴い、不適切な罪責感に悩んだり、死にたくなったりする病態だということです。

うつ病は心の病と言われますが、その病態は心の症状のみならず、身体症状も伴い、当たり前の日常生活ができなくなってしまうというものなのです。

心の病であるにもかかわらず、からだの症状も伴うものがうつ病であると認識していただければと思います。

ですから、私ども精神科医は患者さんとの会話から患者さんの心の状態を判定しますが、それに加えて食欲、睡眠、身体のだるさなど身体の状態に関する診察を丁寧に行ない、総合的に判断しているのです。

しかし、がん患者さんのうつ病を診察するときにはこれだけでは不十分で、いくつかの点に注意しながら診察を進めていく必要があります。

まず注意することは、痛みの有無です。

患者さんはがんそのもの、手術、放射線治療による痛みを感じている場合が多く、痛み止めが投与されていたとしても痛みが十分にとりきれていない場合があります。痛みがあると気分が落ち込みますし、意欲はなくなるし、眠れません。食欲がなくなってしまうこともあります。というわけで、したがって、痛みがあると精神科の診断はつけられなくなってしまうのです。というわけで、患者さんが痛みを訴えている場合には、まず痛みの治療を優先します。気分がすぐれないという訴えで外来受診した患者さんの話をよくよく聞いてみると痛みがかなり強いため、鎮痛薬のみ処方したところ、次回の外来では痛みが消え気分も改善していたこともあります。

また、がん医療では治療のために数種類の薬剤を服用していることもまれではなく、その薬で「うつ」が誘発されていることもあります。ですから、どのような薬剤が投与されているのか、期間はどれくらいか、どのぐらいの量が投与されているのかなどもカルテを見ながら検討します。薬剤でうつが誘発されているなと思われるときは、主治医の先生とよく相談して薬剤投与の変更、中止をお願いすることもあります。
⑨死についての反復思考についてですが、〝自殺をしたいと思ったことがありますか？〟

と直接聞き出すようにしています。このような質問は聞きなれないかもしれませんが、うつ病では自殺率が高いために、聞くことが大切です。精神腫瘍科の外来で「自殺」の質問をしますと、「考えたことがあります」と言う方もまれではありません。自殺とはいかないまでも、「このまま目が覚めなければ良かったと思うこともあります」との訴えも多く聞かれます。あらためて、がんという疾患が患者さんの心に与える影響の大きさを実感するときでもあります。

「自殺」という言葉を医師が出すことについては、患者さん、同席しているご家族がショックを受けないよう「皆様にこのように質問しているのですよ」とお伝えしています。

うつ病の診断に至るまでには、精神面、身体面など多くの情報を仕入れて適切に判断しなければなりません。そして、診断基準を満たしたときにうつ病であると診断しています。

多くの臨床情報を仕入れて判断するのは、うつ病治療の参考にするためです。治療については次項で述べたいと思います。

うつ病——治療の方法は？

前項では、うつ病の診断について解説いたしました。うつ病は心の病気ですから、治療が必要です。では、どのようにしてうつ病を治療するのでしょうか。

ここではうつ病の治療について少しお話しさせてください。

うつ病の診断がつきますと患者さんに対して、

① うつ病という「病気」であること
② 休養が必要なこと
③ 服薬が必要なこと

の説明をします。

そして患者さんによっては、

④　自殺をしないこと

を約束してもらいます。

まず、うつ病の説明をします。ご家族が同席している場合には、患者さんと一緒に説明をします。

患者さんに本日の診察の結果からうつ病であるとの診断を伝えると、「うすうす感じていました」という人から「気がつかなかった」という人までさまざまです。

患者さんの中には、「自分が弱いからこうなった」、「自分だけがこんな状態になっている」と考えている場合もあります。ですから、患者さんにうつ病の説明をするときは、うつ病という病気は決してまれなものではないこと、誰にでもなりうるものであることを説明し、決して特殊な病気ではないことをお伝えし、安心してもらっています。

その次に休養の説明をするのですが、この説明は大切です。うつ病になる患者さんは真面目な人が多く、仕事、家事を確実にこなすことが自分に与えられた責務であると考え、たとえ気分が滅入っていても無理をして働いている場合が多くみられます。ですから、患者さんとご家族に対しては、「病状が良くなれば自然と動けるようになるので、これからしばらくの間は食べることと、トイレ以外は寝ているぐらいでいいですよ」と説明しています。患者さんの中には「そんなことは出来ません」という人も多いのですが、安静にしていないと回復が遅れることが多いと説明して納得してもらいます。

がん患者さんの中には一人暮らしの人もいます。その場合には、ヘルパーさんを入れる、最低限の家事以外はしないなど、少しでも安静を保てるような工夫をします。

患者さんのご家族は、患者さんがうつ病に罹患していることを知らずに、元気がないようにみえる患者さんを何とか元気付けようと散歩に連れ出していることが多くみられます。家族の一員ががんになった上に元気がなくなってしまった。何とかしたいという家族の思いの表れだと思うのですが、うつ病には逆効果です。うつ病では休養が必要であることを説明しますと、「散歩をしないと元気が出ないのではないですか？」、「寝ていると筋力が落ちませんか？」と尋ねてくるご家族も多くあります。その場合には、うつ病は身体の病気と同じく安静が必要なこと、安静にしていれば活力が出るが、そうしないと活力が出ないことを説明し納得してもらっています。

逆に、ご家族の中には「私たちは、知らないうちに悪いことをしてしまった」と落ち込んでしまうことも多いので、今まで患者さんを看病してこられたことをねぎらい、これから気をつければ大丈夫であるとお伝えしています。ご家族には、患者さんに代わって家事を行なっていただき、患者さんが休養できるような環境づくりをお願いしています。

自殺をするかもしれないという患者さんに対しては、今は辛いが、治療で症状が改善するので自殺しないと約束してもらいます。たいていの場合にはこのように約束してもらうことで大丈夫です。ただ、どうしても約束できないという患者さんもいます。その場合は自殺の可能性が高いので、入院治療に切り替えます。

服薬の説明も行ないます。うつ病の治療には抗うつ薬を使用します。従来使用されてきた三環系抗うつ薬はうつ病治療に有効な薬剤ですが、副作用も多く、使いにくい面もありました。二〇〇〇年から登場したセロトニン再取り込み阻害薬（ＳＳＲＩ）、セロトニン・ノルアドレナリン再取り込み阻害薬（ＳＮＲＩ）は、従来の抗うつ薬に比べると副作用が少ないために使用しやすい薬剤となっています。

抗うつ薬の効果は二週間程度で現れてきます。まず、睡眠がとれるようになり、その後食欲が出て、気分が持ち直してきます。最初から気分が良くなるわけではないので、まず睡眠がとれるようになると「薬が効いてきましたね」と患者さんに説明をしています。その上で、これからまだまだ良くなるという説明をします。

抗うつ薬はとてもよい薬なのですが、効果が二週間目以降に出てきますので、最初のうちは服用しても何の改善もみられません。ですから、睡眠薬を一緒に投与して睡眠の改善を図るようにしています。「睡眠薬は効くけど、抗うつ薬は効いた気がしないからやめたい」と言う患者さんもいますが、不眠の原因を作っているのはうつ病なので、うつ病に対する根本治療をしないと最終的には良くならないことを説明して抗うつ薬の服用を続けてもらいます。

抗うつ薬は睡眠薬のように眠気をもよおす薬ではないので、効いたという感じは薄いかもしれません。どちらかといえば「気がついたら良くなっている」という感じの薬なので患者さんに薬の特性をよく説明することは大切です。

ＳＳＲＩ、ＳＮＲＩは従来の抗うつ薬と比較すると副作用は少なく安全な薬剤なのですが、投与初期に一割弱の患者さんに吐き気が出現します。そのまま服用していれば症状が消失することも多いのですが、吐き気が辛い場合は他の薬剤に切り替えることもあります。副作用は投与初期に出ることが多いので、投与を始めてしばらくの間には一週間に一回外来に来ていただいて医学的なチェックをしています。

がん患者さんは、がん治療のために抗がん剤などをはじめとした薬剤を数種類服用していることがほとんどです。患者さんから、「薬の飲み合わせは大丈夫ですか？」と聞かれることも多いのですが、いくつかの薬剤では薬剤が相互に影響しあう（「薬物相互作用」といいます）ことがあるので、常に注意しながら処方を行なっています。

抗うつ薬を服用して安静にしていますと、徐々に症状が改善してきます。睡眠が取れるようになり、食欲が徐々に回復し、味覚も戻ってきます。気分も良くなってきますので、動きたくなります。でも、この頃が最も大事な時期なのです。良くなったと自己判断して活発に活動すると、逆にうつ病が悪化する場合があります。ですから、患者さんとご家族に対して、この時期は活動を抑えるように指示します。「動けるからもういいのでは？」と考える患者さんも多いのですが、疲れない程度の活動以外は良くないと説明しています。私から見て、元気が出てきたなと思える患者さんには、まず「家の周りを五分位なら散歩していいですよ」とお伝えしています。「それだけ？」といわれることも多いのですが、これぐらいから始めたほうがいいですよとお伝えしています。無理をして動いてしまうと動けなくなってしまうことも多いからです。私も患者さんに一日も早く治っていただきたいと願っています。回りくどいようですが、この方法が最も早いとお伝えしています。これが数回うまくいけば近所までの外出が可能とお伝えし、これも数回できたら繁華街、デパートへの外出が出来ますよと具体的な行動の内容をお伝えします。

患者さんはデパートに行くぐらいに回復してきますと、洋服の選択、化粧等に対する興味や関心が出てきます。患者さんに聞いてみますと「うつのときは洋服なんてどうでもよかったし、お化粧なんてする気も起きませんでした」ということがほとんどです。外来にはじめていらしたうつ病患者さんは、しわだらけの洋服で色調も地味であり、髪の毛もボサボサですが、うつ病の改善と共に明るい色の洋服となり、その後にお化粧もはじめ、最後に美容院に行くようです。私たち精神科医は患者さんの服装、お化粧の様子までしっかりと観察し、診療の参考にしています。

うつ病の症状がほぼなくなり、日常生活も普通にできるようになったとき、抗うつ薬の投与はどうすればいいのでしょうか?

患者さんから「もう良くなったから、薬は止めていいですか?」との質問を受けることもあります。

答えは「NO」です。

治ったからといってすぐに抗うつ薬を止めてはいけないのです。

症状が良くなったからといって、すぐに抗うつ薬の服用を止めてしまうとうつ病の症状が再び出てくる（このことを再発といいます）可能性が高いのです。症状がよくなったときに服用していた量を最低六カ月続けることで、うつ病再発の可能性は少なくなります。ですから患者さんにはうつ病の再発を予防するため、現在服用している量で六カ月は続けましょうと説明しています。患者さんもうつ病の辛さは十分に承知していますので、「あの辛さはもう二度と経験したくないからね」といって服薬を続けてくれます。

うつ病の治療は、薬物投与ばかりではなく、医師からの生活指導、ご家族の協力、ご本人の病気に対する理解があってはじめて成り立ちます。患者さん、ご家族、医療者が一体となってすすめていくことで回復していくものなのです。

うつ病——どうして見つけられないの？

今まで、うつ病の症状、診断および治療について解説してきました。

うつ病は臨床症状もわかっていて診断基準もあり、診断、治療についてもある程度確立しています。

しかしながら、がんでうつ病治療を受けている患者さんは多くはありません。

何故でしょうか？　こんなにも社会的に重要視されているのに……。

誰もうつ病を軽視しているわけでもありません。

実はうつ病に関する最も大きな問題は「うつ病の見落とし」なのです。

がん患者さんでの〝うつ病の見落とし〟についてお話させてください。

次の例を見てください。

Aさん
すい臓がんの診断で手術。
術後の経過は良好。
食事が可能な時期になったので病院食が配られたが食べられない。
最近は眠れなくなってきた。

Bさん
肺がんの診断で手術。手術後に不眠があったが、一週間後退院。
自宅療養後、会社に復帰したが、出社途中で息切れ、身体がだるい、電車に乗るのが辛いなどの症状が出現。

Cさん
乳がんの診断で手術。

手術後から不安が強い。
最近は耳鳴りが気になる。

Dさん
乳がんの診断で手術。
鼻に痛みがある。

Eさん
ふらついて起き上がれない。

Fさん
肩が痛い。

「これは何だ?」と思われるでしょうか?
すべて、がんの治療中にうつ病を発症した患者さんが呈した身体症状です。

がん専門医が「がんの症状？　不安？　うつ病？　それとも他の精神科的な疾患？」と悩んで、私のところに精神科診察を依頼してきた患者さんの訴えをまとめてみました。

この患者さんたちに慎重に問診をするとうつ病だったのです。

これらの患者さんの訴える身体症状は抗うつ薬の投与と安静で消失しました。


最初に示したAさんなら何となくうつ病とも考えるでしょうが、他はいかがでしょうか。

ここに挙げた方々は依頼してきた医師もうつ病と確信して精神科をすすめたわけではなく、不安などの理由で依頼してきています。


がん治療医も大変だなとつくづく思います。

このような患者さんの訴えから精神科の症状を疑うのですから。

精神科の症状だと思って、実はがんの症状だったということになれば命に関わる大事になってしまいます。

ですから、内科・外科の先生たちはまず、がんによる症状ではないか慎重に調べた上でがんの増大や転移などによる症状ではないと判断したときに「もしかしたら精神症状？」と疑うのです。

どうして、身体の症状ばかり言うのだ？　うつ病なのに……と考えるのが普通です。

でも、がんである、なしに関わらず患者さんの訴えの多くは身体症状であることが知られています。

精神症状も訴えるとお考えでしょうか？

答えは「ＮＯ」です。患者さんは精神症状を訴えないことが多いと言われています。

「うつ病の診断」のところで述べましたが、うつ病の症状は精神症状と身体症状に分かれています。「滅入っています」、「意欲がありません」、「死にたい」などの訴えが出てきたときには診断へ至る道筋が見えてきますが、「身体がだるい」、「食欲が無い」などの訴えが出たときには容易に鑑別がつかないものです。

ここで一つ考えなければいけないことがあります。

「身体がだるい」

「食欲が無い」

「眠れない」

といった症状はうつ病の診断基準に入る重要な症状です。

しかし、この症状はがん患者さんがよく訴える身体症状と同じなのです。

また、うつ病では心が働かなくなるために動けなくなってしまいます（この症状は「制止」または「精神運動抑制」と言います）が、がん患者さんでも病状が進行しますと動けなくなります。


うつ病とがんの症状は重なってしまっているのです。

ですから、がん患者さんが訴える「本来はうつ病の症状」が「がんによる身体の症状」とされてしまい、見過ごされてしまうことになります。


うつ病というのは「うつっぽく」なるのではなく、「とても苦しく、願わくば二度と経験したくない病気」であることは既に説明いたしました。

この苦しい症状が見逃されると、がんの苦痛にうつ病の苦痛が加わり、とても苦しい状態になってしまいます。ですから、何とかしてがん治療を受けている患者さんからうつ病を見つけ出さないと患者さんを二重に苦しめることになってしまいます。

でも、うつ病とがんの症状は似ている……。

私ども精神腫瘍科もがん患者さんを診察するときにはこの点に気を遣います。診断にはいくつかの方法があるのですが、私たちは身体症状ががんに由来するか否かにかかわらず診断基準に含めるという方法をとっています。

しかし、うつ病かどうか考えて併診するのは、身体を担当する科のスタッフです。身体の科のスタッフは、手術、化学療法などとても忙しい日常をこなしています。外来・入院で私たちが行なっているような精神科的な診察を入れることは難しいと思いますし、その経験もありません。精神科医が全員に面接するというのも物理的に困難で、現実的ではありません。

しかし、うつ病を見つけていくには全員の患者さんに対して何らかのアプローチを加えないといけません。

そこで、現在までにいくつかのテストが考えられています。

患者さんがうつになっているかどうかをテストする方法は数多くあります。精神科医が時間をかけてじっくり面接するものから、紙に書いてある質問に答えるだけのものまで種類はさまざまです。

紙に書いてある質問に答える方法（質問紙法と言います）は数十の質問に答えるものから、数個のものまでさまざまです。

がん患者さんは体力が落ちていることもあるため、長時間の面接や質問に答えるという方法はあまり実際的ではありません。

したがって、がん患者さんが体力的に落ちていることも考慮に入れた簡便で感度のよい方法が考えられています。

実際には、〝気分が滅入っていませんか？〟〝日常生活の興味が失われていませんか〟と質問する方法、気持ちの辛さを一〇段階、そのために日常生活が障害される程度を一〇段階に分けて記録する方法などが多く用いられています。

これらの方法を用いればがん患者さんのうつ病を発見できる割合が少し高くなります。また、後者の方法を用いれば病棟スタッフの意識が上がり、精神科に併診する割合も高まることが知られています。

ただ、これらの方法でもまだ完全とはいえないのが現状です。

私たち精神腫瘍医はうつ病ががん治療に与える負の影響を間近に見てきています。ですから、うつ病は何とか減らしたいと考えています。

うつ病を減らすため一番大切なことは何でしょうか。

今まで述べてきましたように、うつ病は身体症状を呈することが多く、精神症状を訴えないことが多いのですが、よくよく聞いてみるとうつ病の精神症状をも揃えています。

これらの方々を診察すると訴えががんの症状と少し違っていたり、検査データと身体所見が異なっていたりするのです。

気をつけてみていないと見落としてしまうこともあります。

ですから、一番大切なことは医療スタッフや家族が「もしかしたら、この患者さんはうつ病？」と気がついて疑問に思うことではないかと思っています。

うつ病は頻度的にまれではありません。ですから、がんの症状と少し異なる訴え、検査データと身体所見が異なる人はある一定の割合でいるはずです。

これらに「気づく」ことさえできれば、きっかけはつかめると思います。

科学的ではなく、やや職人的な勘に近いところなのですが、プロの職業人として大切なことではないかと考えています。

がん患者さんのうつを減らす試み。これからも続きます。

先は長いですが、必ずよくなると信じています。

がん、うつ病そして自殺

日本では現在三万人を超える方々が自殺で命を落としています。八〇年代から九〇年代の初めまでは二万人台の前半から二万五千人で推移していたのが、一九九七年を境に一気に三万人台へ突入し、その後は大体三万人台のままです。男性では二〇歳から四四歳までの死因の一位、女性では一五歳から三四歳の死因の第一位になっています。

交通事故の死者が一万人を切っている現在では交通事故の死者の約四倍の方々が自殺で命を落としていることになります。

自殺死亡率（人口一〇万人当たりの死亡率）は二四・一と先進国中トップ。世界でも一〇番目に当たります。ちなみにアメリカは一〇・四、イギリスは七・五、お隣の韓国は一四・五（二〇〇四年データより）ですから、いかに日本人の自殺が多いかと思います。

わが国での年間死亡者数が約一〇〇万人であることを考えると、一〇〇人の死亡のうち、三人は自殺で命を落としていることになります。この数字は無視することができません。

自殺した方々は何かしらの病気にかかっていたのでしょうか？
亡くなった方々の遺族から話を聞いて、自殺したときの精神状態を推定する方法（「心理学的剖検」といいます）を用いて調査すると、自殺した方々の七割以上はうつ病にかかっていたと推定されています。

がん患者さんでもうつ病になる方がいることはすでに述べました。
では、がん患者さんでの自殺は多いのでしょうか？

ここではがん患者さんの自殺についてお話しさせてください。

患者さんの診察をする際は、「自殺を考えたり、死にたいと思うことはありますか？」という質問をしばしば行ないます。
多くの患者さんは「そんなことはありません。大丈夫ですよ」とお答えいただくのですが、「自殺も考えています」、「死んだほうが楽かもしれません」と悲痛なる思いを述べる患者さんもいます。

月に三〇名近いがん患者さんが初めて外来に来られますが、二、三人はこのような訴えをされます。

入院患者さんに「殺してくれ」と言われたこともあります。

ですから、がん患者さんが「死にたい」と思うことはまれではないのです。

自殺未遂で私のところに診察依頼がくる場合もあります。

がん患者さんの自殺は一般の方と比較すると多いのでしょうか、それとも少ないのでしょうか。

がん患者さんの自殺に関する調査からは、がん患者さんは一般の方々と比較して自殺率の高いことが指摘されています。一般の方々に比較しますと二倍弱という統計が出ています。

では、どのような患者さんが自殺する危険性が高いのでしょうか。

今までの調査によりますと自殺の危険性の高い要因として、がんの部位では口腔、舌、咽頭、喉頭、乳腺、腸管があり、身体面での要因としては、進行がん、予後の悪いこと、痛み、身体機能の低下などがあります。精神面では、うつ病、絶望感、自殺の家族歴、などがあります。

うつ病は自殺に関連する最も危険な因子です。うつ病に罹患しますと自殺の危険性が一般の二五倍に高まると言われています。

絶望感も危険な兆候です。

「もうだめだ」、「何をしても助からない」と思い込んでしまいます。絶望感を呈している患者さんとお話しすることもありますが、思い込みにとらわれて周囲の助言がまったく耳に入りません。

絶望的な思い込みから自殺にいたることもあります。

身体機能の低下も自殺と関連することが知られています。

患者さんはがんの進行とともに、また治療により〝コントロール感の喪失〟を経験していきます。歩く、トイレに行く、水を飲む、ご飯を食べる、痰を吐く……これらすべてのことが徐々に人の手を借りなければ出来なくなるのです。健康なときであれば当たり前のことが出来なくなってしまうのです。

がんが進行し、もう起き上がる体力も残っていないと思われる患者さんでの自殺は無いと思うのは禁物です。どう考えても立ち上がれないだろうという患者さんでも自殺をすると決めたら立ち上がって実行に移すこともあります。

それではどうして死にたくなってしまうのでしょうか？

自殺を思いとどまった患者さんに話をうかがいますと、必ずしも自殺をしたかったわけではないということがわかってきました。

うつ病患者さんの声です。

「とにかく苦しかったですよ。この苦しみから逃れられるなら何でもいい。自殺してもかまわないという感じになってしまうのですね」

「うつのときには電車がホームに入ってくると『あ、死ぬ道具が来た。これで死ねる』と思うのですよね。でも、家族の顔が思い浮かんで後戻りします。治療でよくなるとちゃんと電車に見えますから不思議ですよね」

「特急電車が近づいてくると『これで飛び込めば死ねる。楽になれる』と思ってしまいます。怖くて、座っている椅子を手で握りしめていました。一度は気がついたらホームの端に立っていました」

「死に魅入られたように取りつかれて他のことが考えられなくなってしまうんです」

「うつ」という状態は気分が滅入るという生やさしいものではなく、想像を絶する苦しみがうつ病患者さんを襲い、その苦しみから何とか逃れようと一人でもがいた結果、死が選択されてしまうのでしょう。

「死のうという気が勝ってしまったら飛び込んでいたでしょうね」

生と死、ぎりぎりのところで悩んでいる患者さんは少なくありません。

何とかして、死ぬほど苦しんでいる患者さんを救わなければなりません。

私たちは、さまざまな方法を用いて自殺の可能性を低くするための努力をしています。

患者さんを診察する際には、がんの状態、痛みの有無など自殺に関連する要因の有無を検討します。また、自殺に結びつきやすい要因と言われている、自殺の既応歴（過去に自殺未遂をおこしたことがあるか）、家族歴（親族内に自殺した人がいるか）なども調査します。先に述べましたように、自殺を考えているかを直接言葉で確認もしています。

自殺を考える元となる精神的、身体的な原因がある場合には、その原因を取り除くようにしています。うつ病であれば抗うつ薬による治療をすぐに開始しますし、痛みがあるようなら鎮痛薬の処方をします。

身体面の問題がある場合には、身体科の医師・看護師にもアドバイスをもらうようにしています。

治療費用などの問題がある場合は、ソーシャルワーカーにも相談します。

ご家族にも患者さんが自殺しないような援助をお願いします。

ご家族は患者さんの元気がないときに〝がんばって〟〝元気になって〟〝前向きになって〟などと励ます場合も多いのですが、これはまったく逆効果ですので、口に出さないようにお願いします。患者さんの代わりに家事をしていただき、患者さんの負担が最小限になるようにします。さらに、刃物、ひもなどが目につきますと自殺の衝動が生じてしまうことがありますので、それらのものは目に付かない所に隠すことをお願いしています。

このようにして、何とか自殺を防ぐための努力をします。

患者さんが自殺をしたいと表明したり、自殺の可能性が高いと考えられる場合には、患者さんとじっくり話します。患者さんは、「見放された」という感じを持っていることも多いので、見放していない、援助を惜しまないという有形無形のメッセージを伝えます。

このとき、無理強いしないで、かつ情による深い理解を導くことが大切です。

その上で自殺をしないように約束してもらいます。

このようにすることで、大体の場合は患者さんが納得してくれて、自殺を防ぐことが可能になります。

ただ、このまま家に帰すと自殺する可能性が高いと判断した場合には、患者さんの生命を保護するため、一時的にせよ精神科の病棟に入院してもらいます。

このときも無理をすることはせず、患者さんの命を守るためにしているのだということを患者さん、看病しているご家族にお伝えしています。

今まで、自殺の危険性が高くて、帰宅させることが危ないなと思う人には入院してもらいました。

退院すると不思議なほどに元気になっていますし、ご家族も喜んでおられるので入院の選択は間違っていなかったのだと私の方が、安心したりしています。

精神腫瘍医をはじめ、医療に携わるすべての者が地道な活動を続けていることを説明してまいりました。

今も、毎日の地道な努力の積み重ねで患者さんの自殺という最悪の結果を招かないようにしています。

3 章

精神腫瘍科の一日

せん妄

私たちの精神腫瘍科の日常診療はどのようなものとお考えになるでしょうか。医師が患者さんと向き合って座り、患者さんの話にじっくり耳を傾けるといった姿を想像されると思います。

ところが、これは診療の一部でしかありません。

「先生、患者さんが点滴をはさみで切っちゃいました」
「先生、患者さんがベッドの上に立ち上がっています」
などの連絡を受けて診察に向かうこともまれではありません。

どうしてこのようなことが起こるのでしょうか？　その後はどうなってしまうのでしょうか？

少し、説明させてください。

ある日、「患者さんが点滴のライン（管のこと）を切ってしまったので診てください」と言われたので病棟に向かいました。

点滴の管ははさみできれいに切断されていました。当の患者さんはすまし顔でベッドに座っています。

そばにいるご家族は「申しわけありません。こんなことになってしまって……」とひたすら恐縮しています。

患者さんはこの状況をあまり気にかけていない様子なので、ちょっと質問をしてみました。

「今日は何月何日でしたっけ？」

「えーっと……、そうですね……」

「では、今いらっしゃるところはどこでしたっけ？」

「えーっと……」

と、要領を得ません。しかし、当の本人はこの簡単な問題ができないことをさして気にかけていないようです。

病棟の看護師から話を聞くと、入院したときには普通に話ができたし、日常生活も問題なかったとのことでした。

入院前には普通に暮らしていたのに、入院中に現状を認識できなくなったり、急につじつまの合わないことを言い出したり、ふだん行なわない行動をとったりすることはよくみられることです。

この病態は医学的に「せん妄」と呼ばれます。

せん妄は、

①「意識レベルの低下」に

②「精神症状を伴うこと」が基本の症状です。

軽い意識障害といってもよいでしょう。脳が正常に機能していない状態です。

患者さんは「意識レベルが低下」していますから、日付、自分がどこにいるかという感覚がなくなります。また、周囲に対しての注意や関心が低下しますので、点滴の管を切っても申し訳ないという考えが起きないのです。

「精神症状」はさまざまです。

初期症状としては、少々怒りっぽくなったかなという程度のこともあります。おかしいなと思ってみていると翌日には点滴の管を切ってしまった、暴れだしてしまったなどということもまれではありません。少しもうろうとしているだけでも、翌日にはどうなるかわからないのです。ですから細心の注意を払って患者さんを観察することが必要です。

患者さんがせん妄から回復したときに管を切ったときの様子を聞いてみますと、「点滴の管が要らないような気がして」、「点滴に毒が入っている気がして」切ってしまったようでした。

人によってはまったく覚えていないこともあります。

では、どうしてこのようなことが起きるのでしょうか。

普段、私たちが熱を出したり、下痢をしたとしても、意識レベルが低下することはありません。つまり、ある一定の範囲内であれば少々の身体的不調があっても意識レベルの低下に結びつくことはないのです。しかし、この範囲を出てしまうと異常が生じます。ですから、「せん妄」は脳が機能を保つために必要な条件を外れてしまったときに起こる現象なのです。

では、何が原因なのでしょうか？

脳が正常に機能しなくなる原因は、

① 脳そのものに異常がある場合
② 身体的な異常が脳に影響を与える場合
③ 医学的な処置による場合

に分類されます。

①としてはがんの脳転移が代表的です。頭蓋骨という限られた「容器」の中に腫瘍ができて脳が圧迫されてしまう結果としてせん妄を生じることがあります。

②としては生命維持に大切な臓器である肺、肝臓、腎臓などの機能異常で生じます。その他、がん患者さんでは血中のカルシウム値が異常に上昇してしまうこともありますが、

それもせん妄の原因のひとつです。また、がん患者さんが症状の進行等で食欲不振が生じ、食べること、飲むことをしなくなった際、水分の補給が不足し、脱水となりせん妄を生じることもあります。

手術を受けただけでもなることがあるので注意が必要です（術後せん妄）。

③としては薬剤が代表的です。がん患者さんは治療のため、症状緩和のために多くの薬剤を服用しています。モルヒネをはじめとした鎮痛薬、睡眠薬などがその原因薬剤としては多いようです。

せん妄になりやすい人はいます。脳梗塞・脳出血の既往がある人、衰弱している人、高齢者、認知症患者さんなどはせん妄になりやすいと言われています。がん患者さんは病状が進むと衰弱してくることが多いので、せん妄になりやすいといえます。

「せん妄」という状態は身体に何らかの異常が生じたために起こるということがおわかりいただけたかと思います。ですから、治療が必要です。

a　原因の除去

患者さんがせん妄から回復するためには、

b　環境調整
c（必要な場合）薬物療法
を行なうことが必要です。

a「原因の除去」ですが、原因が薬剤であれば、薬剤の減量・中止を行ない、検査データにせん妄をひきおこすような異常があるならばその治療を行ないます。

b「環境調整」としては、患者さんが混乱しないように、夜間でも部屋を明るくする、部屋の温度を下げる、カレンダー、時計などを持ち込むなどの工夫をします。

c「薬物療法」は、脳を十分に休ませることを目的としています。精神科領域で使用する薬剤であるハロペリドール、リスペリドン、オランザピンなどが主に使用されます。

ご家族は、せん妄が意識障害であるということがわからず、「おかしくなってしまった」と思い込んだり、患者さんの行動をとがめたりすることもあります。ご家族に対しては、現時点で起きている行動は意識がもうろうとしているために生じていること、身体または治療など、なんらかの原因があり生じていることなどをお伝えしています。

ここにあげた治療で意識が元に戻ることもあるのですが、がんが進行していて全身の状態がよくないとき、これらの処置をしても戻らない場合も出てきます。がんは進行性の疾患です。病気が進んでしまいますと、幾つもの異常が生じ、また、その一つ一つが医学的な処置に反応しなくなるのです。

このような状況は人生が終焉に近づいた時のサインでもあります。このような状況になった場合、せん妄の症状が出現した日から二週間以内のどこかで亡くなられることが多いので、ご家族に対して最後の時が近いことをお知らせします。治癒を目指すような治療は患者さんにとって利益をもたらさなくなるので、この状況では患者さんが抱えている苦痛を取り去ることに焦点を移します。

したがって、私どもがせん妄の患者さんを診察するとき、細心の注意を払って原因を同定し、患者さんの意識が戻るような治療を行ないますが、限界と判断された場合には患者さんがこれ以上苦しまないようなお手伝いをすることになります。

もうせん妄から回復することができないと判断することは慎重に様子を観察し、医療スタッフによる検討を重ねて決定します。

ご家族にとって、患者さんの残りの時間がわずかしかないと伝えられることは辛いものです。伝える側の私どもにとっても辛いものがあります。しかし、適切に残りの時間を伝えませんとご家族は残りの時間がわからず、お別れに対する心の準備もできません。遺族となったときの後悔の原因ともなります。ですから、ご家族の気持ちにも十分配慮し、ご家族もサポートしながら医療に当たっています。

ちょっとした行動面の異常にも、患者さんとご家族の人生を左右するほどの大きな意味が含まれています。なるべく早く、かつ正確にそのサインを察知し、医療的な介入を行ないたいと思います。

ビタミン

「先生、患者さんの様子がいつもと違うので診てください」

数日前まで普通に話していた患者さんが突然意味不明のことを言い出し夜も眠らないようです。病棟に向かい、患者さんを診察することにしました。

病室で患者さんにお会いしますと、なんとなくぼんやりしています。心ここにあらずといった状況です。

少し質問をしてみました。

「こんにちは」

〝…………〟

「今、どこにいるかわかりますか？」

〝…………〟

「今日の日付は？」

〝…………〟

意識のレベルが軽く低下し、周囲の状況が把握できなくなっています。

診断は前に述べた「せん妄」です。

せん妄は何らかの原因があって生じているものですから原因を調べないといけません。

早速、調べてみることにしました。

通常の血液検査では、肝臓・腎臓の機能に異常を認めません。

脳の画像を見ても原因となるような異常はないし、熱もない……。

ただ、気持ちの悪い状態が続いていたので、食欲が三週間ほど低下していました。

そうか……それではということで、あるものを点滴したら二日ほどで症状は回復しました。

何を点滴したのでしょうか？

答えはビタミン剤です。
どうしてビタミン剤の点滴で意識が戻るのでしょうか？

ビタミンという言葉は日常的に使われておりますが、「健康に良い」程度しかその効果は知られていないと思います。
ビタミンという物質は「微量だが生体の維持に欠くことのできない物質」と言われています。人間が生きていくために、ごく少量であるが必要不可欠な物質です。かつ、人間はビタミンを体内で作り出すことができません。常に外部から取り込む必要があります。でも、現代の日常生活でビタミン摂取のことを心配する必要はありません。普通に生活していれば、食事から十分量がとれるので不足することはないと言われています。ですから、日常生活でビタミン欠乏など気にしないでも良いのです。

ビタミン欠乏といえば、はるか昔大航海時代に野菜不足によるビタミンCの欠乏で壊血病が多く出たこと、わが国では玄米を食べなくなってからビタミンB_1欠乏である脚気が生じたことは有名でご存知の方も多いかと思います。私も大学の授業で学び感心した記憶があります。

先ほどビタミンの点滴で意識レベルが改善した患者さんは、ビタミンB_1が欠乏していました。というより、今までの経験ではビタミン欠乏のほとんどがB_1欠乏症です。

がんになりますと食欲の低下が生じます。がんが食欲を低下させる物質を出したり、臓器障害を起こした結果として食欲が低下するのです。食欲低下の程度としては、まったく食べられない人から、やや食欲が低下する人までさまざまです。

ビタミン欠乏症になった人の食事量を看護記録から見てみますと、

朝――少量、昼――二分の一、夜――三分の一

などということが多いのです。まったく食べられなくなるのではなく、少しずつ食べられないといった状況が続きます。

ビタミンB_1は玄米、豚肉などに多く含まれています。一日あたり必要量は一・一〜一・三ミリグラム程度、つまり一グラムの千分の一といった微量です。身体の中の蓄積は三週間弱しかありません。食欲がないと一日の必要量を満たすことができずに、身体の中の蓄積量が徐々に減少し、ついには身体の機能を維持するための量がなくなってしまいます。

それではどうしてビタミンの欠乏が意識障害につながるのでしょうか?

脳とビタミンB_1の関係についてお話ししたいと思います。

脳という臓器は考えたり、身体に動く命令を出す「臓器」です。重量は約一四〇〇グラム、体重の二%程度です。しかし、脳の機能を保つためには膨大なるエネルギーが必要で、身体全体のエネルギーの二〇%を消費しています。かつ、エネルギーの補給源としては糖分(グルコース)のみに依存している状態です。しかし、脳自体にはエネルギーを貯めておく能力はほとんどありません。ですから、常にグルコースの補給が必要な状況です。

血液中のグルコースの値は通常一デシリットル中一〇〇ミリグラムと一定に保たれ、脳への供給も一定に保たれています。

血糖値（血中グルコースの値）が下がると意識がなくなり、そのまま放置されると脳に障害を生じますが、これは脳のエネルギー要求量が大きいこととエネルギーのたくわえがないことの証拠です。ちなみに、他の臓器では低血糖になったとしても臓器の障害は脳ほどではありません。

でも、ビタミン欠乏症の患者さんの血液中のグルコースは低下しているわけではありません。では、なぜ意識障害が生じたのでしょうか？

脳の活動にはグルコースが必要ですが、グルコースそのものがエネルギーとして作用するわけではありません。グルコースからエネルギーを引き出す必要があります。

グルコースから脳の活動に必要なエネルギーを取り出すにはグルコースを分解することが必要です。さらに、その過程は幾つもの段階に分かれていることが知られています。この中のどれか一つでもうまく機能しないとエネルギーを獲得することが困難になります。

ビタミンB_1が脳のエネルギーを獲得するためになぜ必要なのかと言うと、グルコースを分解してエネルギーを取り出す過程で欠くことのできないものだからなのです（医学的には「補酵素」といいます）。

ですから、ビタミンB_1が足りないとグルコースを分解して脳の活動のためにエネルギーを取り出すことができず、脳にエネルギーが供給されないことになり、その結果エネルギー不足に陥った脳が意識障害を起こしてしまうのです。

ですから治療としては不足しているビタミンB_1を補給すればよいことになります。患者さんがビタミンを投与することで意識が回復したのもお分かりいただけたかと思います。

私ども、普通の日常生活を送っていればビタミン欠乏症になることはまずありません。しかしながら、がんという病気は患者さんに必要最低限の栄養（ビタミン）が不足するほどの食欲低下を引き起こすのです。

私たちは風邪を引いたり、少々の体調不良が続いたとしても、ビタミンが欠乏するほどの食欲不振に陥ることはありません。改めて「がん」という病気が人間を死の方向に追いやる恐ろしい病気であることを、食欲不振やビタミン不足による意識障害から実感しています。

ビタミン不足は意識障害の原因として多いわけではないと思いますが、知らなければ治療されないままになることも多いと言われています。ですから、私どもは精神的な要素を検討することの多い日常の診療活動の中でも、患者さんの食事といったことにも注意しなければなりません。

人間を死の方向へ向かわせるがんへの戦いはこのような細かいところにも及んでいます。

痛みを無くす

精神腫瘍科の外来にはさまざまながん患者さんが受診します。がんの診断を受けたばかりの人、手術が終わった人、化学療法中の人、再発してしまった人、そして終末期の人……

私たちはこれらの患者さんの悩みを聞くことも仕事です。「聞くことも」？　「聞くことが」ではないのかと思われるでしょう。

患者さんの悩みを聞き、解決法を共に考えることは私たちの仕事の中心ですが、患者さんが受診したとき、最初に注意するのは「患者さんが痛みで苦しんでいるか」です。

まず、ご自分に当てはめて考えてみてください。

身体のどこかが痛いとき、たとえばおなかが痛くて病院を受診したときに、「何か悩んでいることはありますか？」などと聞かれたら、「私の悩みは腹痛なんだ。心じゃない！」頭にきてしまうでしょう。

「この医者は何もわからないやつだ」と思われてしまうのが関の山です。

ですから、がん患者さんを診察する際には、まず身体の痛みが無いかどうかを確認する作業が大切です。

痛みは急に出てくることが多いので、がん治療専門医が痛み止めを処方して痛みがなく経過していても急に痛み出した場合、この量で大丈夫だろうと思って処方した痛み止めの量が十分でない場合などもあるため、私どもが確認する必要があるのです。

精神腫瘍科では患者さんの痛みをまず第一に聞くのですが、痛みが患者さんの悩み・苦しみの元になっていることもまれではありません。

痛みが激しい場合には、精神科の薬を出さずに痛み止めの処方箋を渡し、「痛み止めをもらったらすぐに飲んでくださいね」とだけお伝えし、家で休んでもらうため早々に帰宅していただくこともあります。

精神腫瘍科に来たのに痛み止めだけ出して早々に帰宅させる。何だか冷たいようにも感じるかもしれません。

でも、これが正しいのです。

痛みに苦しんでいる患者さんは、喋るだけでも痛みがひどくなることがあります。また、病院に来るための車に乗るだけでも痛みが増すこともあります。痛みに苦しむ患者さんに対して最も親切な医療は十分量の痛み止めを処方して静かに横になっていただくことです。じっくり話を聞くことではありません。

ですから、痛みが激しい場合は痛み止めだけを処方するのがよりよい医療だと考えています。もちろん、痛みがさほどでもなく、話したい患者さんの場合はじっくりと話を聞きます。

がん患者さんの痛みは「人格破壊性の痛み」と言われています。患者さんは、この痛みのために苦しみ、時には〝死んだ方がましだ〟と考えてしまうこともあります。がんの痛みから解放されるなら死んでも構わないと思ってしまうのです。それほどまでにがんの痛みはきついことがあります。心をズタズタに裂いてしまう痛みです。さらに、痛みが続いている状況では、がん患者さんの看病をしているご家族も何もしてあげることができずに悩み、苦しみます。ご家族の心も引き裂いてしまいます。

ですから早急な対応が必要です。

痛みは今述べたような激しいものも多いのですが、「何だかお腹がすっきりしない」という程度の痛みもあります。本人も〝何だか変なんですよ〟と訴えるのですが、それ以上の訴えはないこともあります。胃の調子でも悪いのではないかと思えるような症状に対してモルヒネを投与すると、次回の外来では「いやあーすっきりしましたよ」と笑顔で外来に来ることもあります。

このように微妙な症状である痛みに対しても、それを察知し治療していく能力が求められているのです。

適切な種類と量の痛み止めが処方されれば患者さんは痛みから解放され、次回の外来ではまったく別人のように元気になっていることもまれではありません。前回の診察で苦痛にあえいでいた人が、次の診察時に笑顔で入室してきたときは、私もほっとすると同時に嬉しくなってしまいます。

ここで痛み止めによる治療について少しお話ししたいと思います。

がんの痛みをとるためには、一定の決められた方法があります。その方法とは世界保健機関（WHO）が提唱している三段階方式というもので、私どももこの方法に沿った治療をしています。

WHOが提唱する三段階方式というのは、大まかに説明いたしますと、がんで痛みのある患者さんに痛み止めを処方するとき、

第一段階　非ステロイド性消炎鎮痛薬
第二段階　非ステロイド性消炎鎮痛薬＋弱オピオイド
第三段階　非ステロイド性消炎鎮痛薬＋強オピオイド

のように、痛みに応じて徐々に鎮痛薬の処方を変えていくことです。

ただ、痛みが激しくなっても第一段階である非ステロイド性消炎鎮痛薬の処方を続けることは大切です。

痛み止めの種類について簡単に説明いたします。

「非ステロイド性消炎鎮痛薬」は腰痛や歯痛の際に処方される薬剤で、一般の方々が日常的に服用する薬剤です。ロキソプロフェン、ナプロキセンなどが代表的です。

「オピオイド」というのは、以前は「麻薬性鎮痛薬」と呼ばれたもので、普段の生活では服用することはありません。「弱オピオイド」にはコデイン、オキシコドン、「強オピオイド」にはモルヒネ、オキシコドン、フェンタニルなどがあります。

日本は、外国に較べると認可されているオピオイド鎮痛薬の種類が少なかったのですが、最近になりオキシコドンが使えるようになりました。オキシコドンは弱オピオイド、強オピオイドとして使用することが可能ですので治療選択の幅が広がっています。

私も必要な場合に、この方法に沿った痛みの治療をしています。

「オピオイド」を処方する際〝麻薬を飲むと命が縮まる〟、〝中毒になる〟など誤解に基づいて服薬を嫌がる人もいます。しかし、がんの痛みは非ステロイド性消炎鎮痛薬単独でおさまるような生やさしいものではありません。ですから、私どもは、精神科医の立場から、麻薬の服用で命は縮まらないこと、中毒症状（精神依存）の発現はみられないことなどをわかりやすくお伝えしています。

痛み止めで痛みから解放された……その後はどうなるのでしょうか？　もう元気なのでしょうか？

痛みの治まったあとが、精神腫瘍科本来の診察になります。

痛みが治まると不安・不眠がまったくなくなり、元気を取り戻す人もいます。

しかし、痛みが治まったとしても、不安・不眠が続き、元気が出ない、食欲がないなどの症状が出現することがあります。逆に、痛みがとれたら不安が頭をもたげてきたということもあります。

痛みが取れた後、その背後に精神疾患が隠れていることがあるのです。痛みが取れたら、今度はうつ病の症状が前面に出てきたということもまれではありません。

ですから、痛みを取り除いたあとに精神疾患が隠れていないか、私たちは痛み止めの処方をする際、そのことを予測しながら治療に当たっています。

患者さんから生きる希望を奪い取ってしまう痛み・不安・うつ……。

私たちはこれらの点に常に注意を払いながら治療を行なっています。

モルヒネ

「モルヒネ」という名前を聞いたことのない人はほぼいないと思います。
では、「モルヒネ」とはどのような薬なのかご存知でしょうか？　医薬品としてのモルヒネの実情はあまり知られていないのが現状だと思います。

ここでは「モルヒネ」についてお話しをさせてください。

モルヒネは「ケシ」からとれるということをご存知の方は多いと思います。
モルヒネは熟していないケシの実に傷をつけたときに分泌される乳液からとれる阿片の中から分離された物質です。阿片自体は数千年前からその薬効が知られていましたが、依存性もあるためその使用は社会問題ともなり、一九世紀には阿片の問題に関して清国とイギリスの間で戦争も起こるほどでした。

阿片からモルヒネが分離されたのは一九世紀に入ってからのことです。

モルヒネは薬剤としては素晴らしい効果を持っています。モルヒネが薬剤として素晴らしい点は、患者さんの意識を落とさずに痛みだけを取ることができることです。苦痛にあえぐ患者さんにモルヒネを投与しますと、うそのように痛みが取れてゆきます。本当に優秀な薬だと実感できる瞬間です。モルヒネを服用することで痛みから解放され、日常生活を楽しんでいる患者さんを多く見てきました。

また、モルヒネは経口、皮下、点滴、座薬など多くの投与経路があり、患者さんの病状に応じて選択が可能なためとても使いやすい薬剤です。

ケシ以外の植物からはこのような鎮痛効果のある物質はいまだ見つかっていません。モルヒネがなかったら、人類はがんの痛みから解放されていなかったかもしれません。天からの奇跡の贈り物ともいえる物質でもあります。

でも、一般の方々にはこの素晴らしき作用はあまり知られていません。どちらかといえばネガティブなイメージが先行している薬剤でもあります。

薬物依存、中毒、廃人……。

モルヒネを使うことで中毒症状が出て廃人となり、社会復帰ができないなどの話がまことしやかに流れているのも事実でしょう。確かにそうなる人もいます。モルヒネは不正に使用しますと離脱をはじめとした中毒症状を起こします。ですから、モルヒネの原料となる「ケシ」の栽培は禁止されています。

モルヒネを処方するには医師であってもさらに免許を受けなければなりません。

がん医療でもモルヒネのイメージは良いものとはいえません。

「モルヒネを飲むとわからなくなってしまう」

「量が増えると悪くなった証拠だ」

「モルヒネを飲むと中毒になる」

「モルヒネを飲むと終わりだ」

このような話はすべて誤解に基づいているのですが、患者さんとご家族にモルヒネの話をしますと、このような話が出ることもまれではありません。残念なことに、医師から聞いてきたという場合もあります。医師でも誤解している人がいるのも事実です。医師ですら誤解があるのですから、一般の方々に誤解が生じるのも無理はありません。

可哀想なのは患者さんです。痛みに苦しんでいるのに、間違った知識が頭に入り込んでしまい、恐怖感からモルヒネが使えないことがあります。激痛に苦しむのに「モルヒネを使わないで欲しい」と懇願されたこともあります。また、ご家族が誤解に基づいて「モルヒネを使わないで欲しい」と医師に訴えるために医師も使えないということもあります。医師も誤解に基づいて、患者さんの痛みを傍観している場合もあります。

モルヒネの使用量は欧米に比べるとかなり少ないのですが、このような誤解も影響しているのではないでしょうか。

「モルヒネを飲むとわからなくなる」と患者さん、ご家族から言われたときには、「私の患者さんはモルヒネを飲みながら外来に歩いてきて、普通に生活しています。痛みを我慢する方がよほど身体に悪いのですよ」と説明しています。

「量が増えると悪くなった証拠だ」と言われるときも多いのですが、患者さんによって痛みのなくなる量はさまざまで、「量が多い＝病状が悪い」でないと説明します。「モルヒネを飲むと中毒になる」と言われた場合には、痛みのある患者さんでモルヒネがないといられない状態（医学的には「精神依存」といいます）になることはない。日常臨床でも経験したことはないと説明して納得してもらっています。ただ、身体依存は発生します。急にモルヒネを中断したときに、震え、発汗、落ち着きのなさなどが出現することを身体依存というのですが、通常の使用法では問題になることはありません。痛みのない状態でモルヒネを乱用した場合に精神依存が形成されるのです。

「モルヒネを飲むと終わりだ」と心配される患者さんとご家族には、そのような事実はないので心配しないで欲しいと説明しています。

モルヒネを使用する上で問題となるのは、便秘と投与初期の吐き気です。便秘は百パーセント発生しますので、必ず下剤を服用して便秘が生じないよう調節します。吐き気は三から四割の患者さんに出現するのですが、吐き気に対する耐性（一定の量では吐き気という副作用が生じにくくなること）が出現しますので、投与初期に吐き気止めをうまく使用することで予防が可能です。

このようにモルヒネに関する基本的な知識に基づき、モルヒネが安全で鎮痛効果の高い薬剤であることを説明することで、多くの患者さんたちがモルヒネを服用するという利益に浴することができるようになります。

がん患者さんに痛かったときの話をうかがいますと、「万力で締め上げられているようだった」、「腰に何かが刺さっているようだった」など痛みのすさまじさを訴えます。これほど痛くともモルヒネを投与しさえすれば取れる場合もあるのです。万力で締め付けられるような痛みを我慢するというのは身体と心によい影響を及ぼすはずがありません。ですから、早期の鎮痛が必要です。

モルヒネ、素晴らしい薬です。

モルヒネに対する誤解が早くなくなればいいなと思い、この文章を書きました。この本を読んでモルヒネに対する理解を進めていただければ幸いです。

落ち着かなくて

病院で診察を受けるとき、患者さんは椅子に座るのが普通です。

ところが、椅子に座ることをすすめても座れず、座ったとしてもすぐに立ち上がってしまう患者さんがいました。

「先生。ちょっと歩いてもいいですか？」と言い、歩き始めてしまうのです。

落ち着きがありません。

「イライラします」と訴えます。

どうしてこんなことが起こるのでしょうか？

落ち着かない患者さんをみたときにはいくつかの疾患を考えなければいけません。

第一は意識がもうろうとしている場合です。この場合、立ったり座ったりを繰り返す他に、簡単な質問に対して答えられないなど意識障害の兆候がみられます。

二つ目はうつ病です。うつ病で焦燥感が強い場合には、落ち着かず、うろうろ動き回ることもあります。この場合、問診をしますとうつ病の兆候、抑うつ気分、意欲低下などがみられることで鑑別が可能です。

この患者さんを診察しますと、意識がもうろうとしていることはないので意識障害は否定的でした。抑うつ気分や意欲低下もないことから、うつ病ともいえません。

患者さんは落ち着かずうろうろし、イライラ感も募っています。

このような場合、意識障害、うつ病以外の原因を探さないといけません。

採血のデータを見ても特に問題はありませんでした。

処方を見ますと、痛み止めとしての消炎鎮痛薬とモルヒネが入っています。

モルヒネは便秘と投与初期に吐き気が出ますので、下剤と吐き気止めも同時に処方されていました。

消炎鎮痛薬
モルヒネ
下剤
吐き気止め

世界保健機関（ＷＨＯ）が推奨する痛みの治療です。
処方をよく見ると「落ち着かなくなる」可能性のある薬が入っていました。
おそらく薬剤による副作用です。
では、どの薬でしょうか。

答えは「吐き気止め」です。

モルヒネは投与初期約三割の患者さんで吐き気の出ることがあるので、吐き気止めを処方するのが一般的です。痛みに苦しむ患者さんに吐き気が生じないようにするのは当然のことです。

モルヒネによる吐き気は、脳内にあるドーパミン受容体をブロックする薬剤を投与することで軽減されます。ドーパミン受容体をブロックする薬剤は、主に精神科領域で使用する薬剤ですが、吐き気止めとしての作用も強いために、がん医療で使われているのです。

これらの薬剤は吐き気止めとしては非常に優秀です。ただ、吐き気止めとしての作用だけではなく、他の作用も出ます。それが「副作用」になります。頻度の高いものとして便秘、パーキンソン症候群があります。ですから、患者さんは便秘がちになりますし、手が震えたり、表情が乏しくなったり、歩行が小刻みになったりすることもあります。

便秘、パーキンソン症候群ほど頻度は高くありませんが、注意しなければならない副作用として静座不能症があります。

静座不能症というのは、抗精神病薬、および一部の抗うつ薬による副作用です。身体症状と精神症状が出現し、身体症状としては主に下肢を中心にムズムズした感じが生じ、足を動かしたり、歩いたりしていないと落ち着かなくなります。精神症状としてはイライラした感じが出現します。

この患者さんがウロウロと動いたり、イライラしてしまうのは、吐き気止めの副作用による静座不能症の身体症状と精神症状だったのです。

静座不能症と診断したので、患者さんに対しては「副作用止めによる副作用ですよ」と説明し、吐き気止めの服用を中断してもらい「今晩からムズムズとイライラが楽になり、あさってにはよくなりますよ」と今後の経過を説明しました。

吐き気止めを止めると吐き気が出るのではとお考えの方もいるかと思います。でも、モルヒネを服用して一～二週も経過すると、吐き気という副作用が生じるモルヒネの量は現在使用している量よりもはるかに多い量を使わないと生じないため吐き気の生じることは多くはありません。

この患者さんは薬を中止して、三日目にはすっかり症状がとれました。症状がなくなった後、患者さんから落ち着きのなかったときの様子をうかがいますと、「いやー本当に苦しかったですよ。座っても立っても居られないんですからね。もう二度と経験したくありませんね」、「苦しいのなんの」等、とても辛い症状とのことでした。外国の報告では静座不能症が生じた後に自殺に至った例もあるようです。

「そんな副作用のある薬なら出さないほうがいいのでは」と考えても不思議ではありません。しかし、モルヒネを服用して一日吐き気が生じますとかなり辛いので、患者さんはモルヒネの服用が怖くなり飲まなくなってしまうこともあります。そうすると患者さんは痛いが、モルヒネが怖くて飲めないという事態が生じることもありますので、吐き気止めを出さないということは患者さんにとって優しい医療行為ではありません。

これら吐き気止めは患者さんにとって欠くことができない薬剤です。ですから大切なことは、私ども医療関係者がこれらの副作用が起きうることを十分承知の上で薬剤を使用することです。

「どうして副作用も知らないで薬を処方しているのだ！」、「副作用を自分で見抜けないとはけしからん！」という意見もあるでしょう。

しかし、静座不能症はいくつかの理由から診断のつきにくい副作用なのです。

まず、患者さんは足がムズムズするという症状が薬剤で起きていることなどわからないので医師に伝えない場合があり、ムズムズ感が軽度のときはその傾向があります。ムズムズ感には症状のバリエーションがあり、下肢に出ないで背中や上半身のみなどという場合には見逃されがちです。症状の出現には波があり、外来で症状が出ていないという場合もあります。こうなりますと内科・外科の先生が見抜くことはまず不可能でしょう。

また、精神症状であるイライラ感が前面に出ているときは、ベテランの精神科医でも身体症状であるムズムズ感を見落としてしまうことがあります。私も、イライラが顕著な患者さんに、念のため「足のムズムズはありませんか？」と質問して初めてわかったということもありました。

それゆえ、自分ではわからないときに「何か変だ」と感じて精神腫瘍科に患者さんをおくるということが大切なのです。

依頼してきた医師に説明すると「これが静座不能症ですか。わからなかったですね」という言葉が多く戻ってきますが、静座不能症を一度覚えた医師は次回からは自分で診断をつけて依頼するようになります。医師が不勉強なわけではありません。経験がないとわからない副作用もあるということを知っていただければと思います。

ですから、「わからない→何か変→他の医師に聞いてみる」が大切なのです。

座っていられない。立ってもいられない。落ち着かない。

患者さんは動いていれば少し楽になります。ですから、患者さんは立ったり、座ったりを繰り返します。それゆえに、静座不能症の症状は、立ったり座ったりと動き回る患者さんでは容易に見つけることができます。でも、がん患者さんの中には体が弱って立てない人、麻痺があって立てない人がたくさんいます。もしも、立てない患者さんが静座不能症になったら……。

どうすればいいのでしょうか。

何人かの患者さんで経験しました。

起き上がることのできない患者さんがベッド上で不自然に足をすり合わせているに気がついて、「足がムズムズしませんか？」と話しかけたところ、「そうなんです。ムズムズして落ち着かなくて」との答えが返ってきました。投与されている薬を調べたところ、静座不能症を起こす可能性がある薬剤が含まれていたので、薬剤を中止して経過をみていると数日で足のムズムズする感じはなくなりました。

動けば楽になる疾患で動けない。本当に辛かったと思います。今までも見落としていたのではないかと恐ろしく感じました。以後、患者さんが呈するほんのわずかな症状にも気を配らなければならないと肝に銘じています。

静座不能症という病名ですが、この病名がついたときには動ける患者さんたちを観察して病名をつけたのでしょう。ところが、がん患者さんをみていますと、立てない人にも生じますし、下肢以外にも生じることからもっと病態に合う病名にしても良いのかもしれません。

静座不能症の症状にはバリエーションがあり、日頃から精神科でこれらの薬剤を使い慣れて副作用に熟知した私でも「これが静座不能症だったんだ！」という症状を経験したことがあります。その一例ですが、ガムを嚙み続けていた患者さんで、吐き気止めを中止したところガムを嚙むのを止めた患者さんがいました。患者さんに聞いてみたところ、吐き気止めを服用しているときは口の中に違和感があり、ガムを嚙んでいないと落ち着かなかったそうです。静座不能症が口の中に生じていたのです。

今まで一般的だと言われていた症状を観察するだけでは不十分です。精神腫瘍科のようにこれからという分野では自分で考えることが必要とされます。

日頃から、「これは何だろう」と考える習慣が症状にバリエーションのある静座不能症の軽減に役立つのだと思っています。静座不能症のみならず、副作用全般について言えるのではないでしょうか。

細かいところにも目を配る練習、これからも欠かせません。

4章

患者の悩みに一緒に向き合う

ふだん忘れていること

朝起きて、ご飯を食べて、歩いて駅まで行き、電車に乗って会社に行く。

仕事が終われば同僚と近くの居酒屋に行き、ビールを飲んで、また歩いて駅まで行き、電車に乗って帰宅する。

「今日は暑いな」、「歩くのが面倒だな」、「つまみが美味しくない」などと愚痴も出てしまうことのある一日です。

当たり前の日常です。

本当に当たり前なのでしょうか。

「二、三日前から少し足がふらついていました。今日は起き上がれなくて……」という連絡があり、診察を行なうと、両足に力がまったく入らない状態で、緊急手術になった人を何人か診たことがあります。

脳梗塞、脳出血では身体の半分がうまく動かなくなります。

がんでは下半身が動かなくなることがあるのです。

どうしてなのでしょうか。


がんは身体のどこにでも転移します。背中にある椎骨という身体を支える骨にも転移し、その病巣が増大していった場合、椎骨の中には手足の運動をつかさどる脊髄があるため、がんで脊髄が圧迫されると、圧迫されたところより下は機能しなくなるので、下半身が動かなくなってしまうのです。

はじめは、足に力が入りにくい程度ですが、数日のうちにまったく動かなくなってしまいます。


脊髄の圧迫による症状はさまざまな形で現れてきます。

足が動かなくなったので調べてみたら、がんの転移による脊髄の圧迫だった……。

がんの治療が一段落し、普通の日常生活を送っていたら足が動かなくなった。調べてみたらがんの転移による脊髄の圧迫だった……。

がんが身体のあちこちに転移しているのを知って病院通いをしていた。足が動かなくなったので調べてみたらがんの転移による脊髄の圧迫だった……。

足が動かなくなるという不安・恐怖に加え、がん、それも転移という事実が患者さんとご家族を襲います。


足が再び動くようになるための医師・看護師による懸命の治療が始まります。

ステロイドの大量投与、緊急手術、放射線照射。早急に手を打たなければなりません。これら懸命の治療により機能が回復することもあるのですが、そうでないこともあります。機能が回復しない場合はもう永遠に立ち上がることはできなくなります。それだけではありません。神経が障害されますと患者さんは便意・尿意も失ってしまいます。便意がないので、いつ、どこで出るかわかりません。

歩く、小便をする、大便をするといった当たり前であった行為が一瞬のうちにできなくなってしまうのです。

がんの転移という辛い出来事に加えて下肢が動かなくなる……一メートル先にあるものにも手が届かなくなります。尿意、便意もありませんので、他人の手を借りて便と尿を出してもらわなければならなくなります。便がいつ出るかもわからないので、外出も難しい。自立性が極度に低下し、人としての尊厳が損なわれます。

患者さんは「下半身がお化けみたいです」、「植物になってしまいました」、「近くのものを取るにも人を呼ばなければいけないんです。情けないやら……」と悲しげに訴えてきます。「殺してください」という患者さんもいました。それほど苦しいのです。

歩く、用便を足す。

我々の人生では当たり前のことです。それが出来なくなるなど想像しながら生きている人はそう多くはないでしょう。

私もがん医療に携わる前はあまり意識していませんでした。

ところが、がん医療に携わっていますと、当たり前に見えていたことが当たり前でなく、私たちは健康という幸運に支えられて生活できているのがわかります。

幸運なのにそれを当たり前と考え、感謝もせず、たらたら不平まで述べてしまう。この私もその一人です。

多くの患者さんもこうなることは予想もしていません。がんになった時点で歩けなくなることを想像する人などいないのではないでしょうか。

下肢が麻痺し、歩けなくなった患者さんを多く診察してきましたが、皆さん本当に本当に辛そうです。

「もう一度歩きたい」

「歩けることが素晴らしいことだと気がつかなかった」

「辛い」

「殺して欲しい」

患者さんは当たり前の日常が素晴らしかったことに気がつき、その素晴らしさが戻らないことに落胆し、失望します。死ぬほど辛く感じてしまう場合もあります。

もう一生歩けない患者さん。がんの転移もあり、病状としても良いとはいえません。どうすれば良いのでしょうか。

患者さんがもう一度歩けるようになるという夢をかなえてあげることはできません。進行がん、転移、歩行不能、自分で用が足せないなどの困難を抱えたまま生きていく患者さん。彼らに対し、少しでも立ち直れるように援助するのが私たちの仕事です。でも、これだけのハンディを負った患者さんに対して立ち直るように援助するというのも難しい仕事です。患者さんにそう言うこと自体、無理を強いることになりかねません。

患者さんに対して、何ができるでしょうか。言葉？

患者さんは歩けないことに苦しんでいます。排便、排尿を他人の手を借りなければできないことに自尊心を傷つけられています。

患者さんを歩かせるようにすることはできません。排便、排尿を自分でできるようにすることもできません。

看護師の方々は連日のように排便のお手伝いをしています。ご本人が尊厳を損なわないように丁寧に。いつ出てしまうかわからない便。これだけで患者さんの尊厳を損ないます。看護師達は患者さんの自立性を高めるため、毎日同じ時間に排便の誘導を行なっていました。毎日、毎日同じ時間に丁寧に患者さんと接します。もちろん、この間にも患者さんを支えるため、心身両面にわたりさまざまなアプローチを加えます。

私は、普通の会話を続けるようにするだけです。

こういう日常を続けていると、いつの間にか表情が和らぎ、普通の話ができ、人生に立ち戻る気力も戻った患者さんも経験しました。

私たちにできることは、患者さんが失ってしまった自尊心、人として生きていてよいのだという心をもう一度取り戻すことだと考えています。がんという病気は患者さんから自尊心、生きる希望を奪い去っていくのです。

たとえ病気に苦しんでいても、その人として最高レベルの生活を提供する。そのことを通じて、患者さんは「自分も生きていてよいのだ」と自尊心を取り戻していくような気がします。

看護師の方々の懸命な努力により、患者さんの自尊心が回復するのを目の当たりにしました。

看護業務としては当然のことかもしれません。しかし、それがとても大切なのです。

日常生活では当たり前と思っていることが、実は大切であったとがん医療を通じて感じるようになりました。

そして、日常何気なく行なっている行為が患者さんの尊厳を取り戻すことに役立っていることも知りました。

私たちの日常も、常にこういう点を意識していけば、よりよいものになるのではと感じる今日この頃です。反省の多い毎日です。

身体の一部を失うということ

がんで再発がないような治癒を目指すためには、白血病のような血液のがんを除き、今でも外科治療が基本です。

手術はがんと正常組織を一塊にして切除するのですが、このとき正常組織とがんの間の距離を十分にとることが必要です。

こうして、がんは「治癒」します。

周囲からは「手術できてよかったわね」、「もう大丈夫よね」などお祝いのような言葉も寄せられます。

確かに、がんが手術できたことで、うれしい人も多くいます。

しかし、そうでない場合もたくさんあります。

なぜなら、患者さんたちはがんを取り去る際、自分の身体の一部を失っているのです。胃、食道、大腸、肝臓、腎臓、肺、子宮、卵巣、手、足、顔面、喉、脳……。失った場所により機能障害が起きることがあります。外見上の問題を生じることもあります。

少し、例を挙げてみます。

日本人に多い胃がんの場合ですと、「胃」という食物を一旦貯めて消化するという場所が無くなるわけですから、一度にたくさんの食事がとれなくなり、食べ過ぎると吐いてしまうこともあるので、数回に分けて食事をとらなくてはなりません。

直腸がんで、がんのできたところが肛門に近い場合はがんと一緒に肛門も切除し、腹部に人工肛門を作り便を出すようにするのですが、便を受けるための袋をつけなくてはなりません。外出中に便が漏れたりしたらどうしよう、下痢をしたらどうしようと心配になり外出を控えてしまうこともあります。最近「オストメイト用トイレ」という表示が見かけられるようになりましたが、これは人工肛門をつけた人が使いやすいように工夫してあるトイレです。少しずつ増えてはいるようですが、まだまだその数は足りない状況です。

乳がんの患者さんの場合、女性としての象徴である乳房を切除しなければなりません。

まれに、両側の乳房を切除する場合もあります。乳房を取った跡には傷跡が残ります。失われた乳房と傷跡は着替えや入浴の際、嫌でも目に入ります。傷跡を自分自身でも見ることができず、傷跡を見ないように風呂に入る患者さんもいます。人目が気になり、外出ができなくなる、温泉、プールに入れなくなることもまれではありません。

腋の下のリンパ節を切除しますと、腕からのリンパ液が戻る場所がなくなるため腕が腫れてしまうリンパ浮腫を生じることがあります。腕がパンパンに腫れ上がり、日常生活に障害を来すこともあります。

子宮がん、卵巣がんなどで子宮、卵巣を切除しますと妊娠可能年齢の女性であれば妊娠することができなくなります。妊娠できないという苦悩のほかに、夫側の親族から、産むことができない、家の跡継ぎを作ることができない女性と言われて傷ついていた患者さんもいました。結婚生活が危機に陥ることもあります。卵巣切除によるホルモンバランスの変化は、更年期症状として本人を苦しめます。

喉のがんでは声帯を取らなくてはならない場合があり、永久に声が失われてしまいます。声を出すことが仕事の場合は仕事を変えなくてはなりません。声が出せないことから自分の意思が通りにくくなるので外出が憚《はばか》られたりするようになることもあります。

首から上のがんでは、あご、顔面の一部を切除することになります。大きく変形を残すため、患者さんによっては外出もままならなくなります。

脳腫瘍で脳の一部を切除しますと、手足が動かしにくくなったり、ふらついたり、性格が変化してしまうこともあります。悩みたくても悩めない状況になることもありえるのです。

いくつか例を挙げてみましたが、がんを治療するために失われるものも大きいことがわかると思います。「取れてよかったわね」どころではない患者さんもいるのです。

このような外見上、機能上の障害は外見、機能の問題にとどまらず、心にも深い傷跡を残すことは言うまでもないでしょう。

何も悪いことはしていないのに、今まで真面目に働いて来たのに、これからのんびりしようと思ったのに……どうしてこんなことになるのかと苦しむ患者さんは数多くいます。

手術の後に現れるこうした障害に対処するためにさまざまな工夫がなされています。前述した人工肛門となった患者さんたちに対応するために人工肛門のケアを専門的に行なう認定看護師が指導をし、日常生活上の問題に対処するようにしています。

リンパ浮腫に対しても、専門的な知識をもった医師、看護師が指導を行なうことで、腕の腫れ（浮腫）を最小限に食い止める工夫をしています。

がんになった患者さん同士が自己の経験を語り合い、お互いを支えあう「患者会」も大きな支えとなっています。

がんを実際に体験したものでなければわかりえない悩み、苦しみはたくさんあります。患者会の存在はがん患者さんにとって大きな支えとなるばかりではなく、がんという病気を社会に理解してもらう推進力、社会を動かす力にもなっています。

がんという病気のために失われた外見、機能。そのために生じた心の傷。

それから回復するためのさまざまな試み。

がんとの闘いはあらゆるところで行なわれています。

私たちもその闘いの一部を担っています。

がんになったことで心が苦しくなり、人生に希望が持てない、気持ちが明るくなれないなどの症状がでてしまい、日常生活が普段通りに出来なくなった方々が私のところへ来ます。

ゆっくり話をしてもらって少しずつ気持ちを落ち着けてもらいます。

患者さんは、がんという病気にかかることで健康を失い、身体の一部を失うことで機能の障害も起こしています。すでに、機能は失われており、健康時のような機能にはもどりません。取れたからと言って再発の不安が無くなるわけでもありません。ですから、私どものところに来たからといって、すぐに精神的な症状がよくなるわけではありません。しかしながら、私たちは患者さんの訴えを聞いて問題点を探り、一緒に考えていくことで少しずつ解決の糸口を探していきます。

地道な作業ですが、最も解決に近づける手段です。

他の分野の医療者との連携も図りながら診療を進めていきます。

がんという病気は身体を侵すばかりではなく、患者さんの社会生活も侵してしまいます。それに伴い、精神面での問題も数多く生じます。

がんが生活上のさまざまな領域を攻撃してきますから、患者さん、ご家族、医療者が協力しあってこの攻撃に対して対応しなければなりません。

相互に連携しあうことで患者さんがもっともよい状態になるよう働いています。

髪を失う

抗がん剤の副作用には吐き気、全身倦怠感、白血球の減少などさまざまなものがあります。副作用の程度には個人差があり、最近では副作用対策も進歩しているのですが、患者さんを苦しめるものです。

そのため患者さんは精神的に辛くなります。

この他、患者さんを身体的、精神的に苦しめる抗がん剤の副作用としては脱毛があります。

抗がん剤はがん細胞を攻撃するために作られた薬剤です。しかしながら、がん細胞のみを特異的に攻撃するのではなく、正常な細胞にも影響を与えます。特に細胞の活動が活発なところに影響が及びやすいのです。

髪の毛はその根元（毛根）が盛んに分裂することで髪の毛を作っています。抗がん剤を使用するとこの分裂が阻害されるので髪の毛が抜けてしまいます。

今回は髪の毛が抜けてしまうこと、そのことが心に及ぼす影響についてお話しさせてください。

もちろん、患者さんは抗がん剤による脱毛に関し、あらかじめ十分な説明を受けていよす。

脱毛に備えて、かつらの準備などの説明も受け、購入する方も多くいます。

しかし、抗がん剤で脱毛を生じた患者さんの話を聞いていますと、「説明は聞いていたが、実際に抜けたときはびっくりした」という方々が多いようです。

朝起きたら、髪の毛が束で抜けていた。
お風呂で髪を洗ったら束で抜けてしまった。
髪をブラシですいたら束で抜けてしまった。

一度に多くの髪の毛が抜けてしまうことは、いくら説明を受けていても驚きです。

言葉での説明と実際に体験することの間には驚くほどの差があります。


束になって抜けていく髪の毛、枕につくたくさんの髪の毛。

洗面所に落ちた髪の毛を拾うときは辛かった……。

美しい黒髪が失われていくことは、想像以上に辛いものです。

不安・抑うつの元になっても不思議ではありません。


髪の毛が抜けてしまうことは頭髪にとどまりません。全身の毛が抜け落ちてしまいます。

まつげも抜けてしまうので、「まつげがひさしの役割をしているんですね。こんなにまぶしいとは知りませんでした」という患者さんもいました。


髪の毛が抜けてしまうことは、さまざまな問題を起こします。

まず、髪の毛が抜けてしまうことにより、病気であることがわかってしまいます。脱毛は病気の象徴なのです。周囲に病気を伝えていない場合、脱毛をきっかけとして知られてしまうことがあります。周囲に知られたくないために外に出なくなってしまった患者さんもいました。

また、髪の毛は自分自身を表すものでもあります。ですから、自分自身を表すものが無くなる脱毛はみっともないものだと感じてしまう場合もあります。外来で脱毛した患者さんに会うと、バンダナを巻いたりおしゃれにしている場合もあり、けっこう似合うものだなと思ったりもするのですが、ご自身でそう考えている方は多くはないようです。

かつらを上手につけていると、かつらであることがわからない人もいるのですが、なぜか引け目を感じたり、「わかってしまう」と心配する患者さんもいます。

これらの問題は患者さんを抑うつ的にして、社会から遠ざける原因となってしまいます。髪の毛が元に戻ると安心する方も多いのですが、それにはかなりの時間を要しますのでかなりの期間不安が続くことも事実です。

髪が元に戻るといいましたが、元に戻らない場合もあります。

抗がん剤治療後に脱毛を来たした場合、新しく生えてくる毛は元の毛よりも細くなってしまうことが多く、パーマがかかったようになることもあります。

「直毛だったのに天然パーマになってしまいました」という患者さんもいました。

「これでパーマ代が浮くわね」と冗談交じりに言っていた患者さんもいましたが……。

髪の毛を失う。さまざまな問題が浮かび上がってきました。
精神科医としてどのように対応したらよいのでしょうか。

やはり、基本は話を聞くことです。毛髪を失ってしまった悩み、苦しみを語ってもらいます。何回か語った後には少しずつ毛髪を失った自分を客観的に見つめられるようになり、髪の毛がない自分を認めるようになってきます。

患者さんは髪の毛を失うという経験を通して、ご自分のイメージを引き下げてしまっています。もちろん無理のないことだと思いますが、必要以上にご自分のイメージをさげすむ必要はありません。時間をかけて損なわれたご自分のイメージを戻すようにお手伝いします。

患者さんがご自分を認めるようになった頃にあわせて、担当医から見ても脱毛した状態が悪いものではないということをお伝えするようにしています。お世辞ではありません。実際に何人かの方々に髪の毛が短い状態を見せてもらいましたが、頭髪のない、または少ない状態でも美しく見える人が多くいます。そのことを素直にお伝えします。

脱毛で失った自信を取り戻していただくことが大切だと考えています。

この他、ご家族の協力も大切です。ご家族が脱毛で自信を失いそうになっている患者さんを支えることは患者さんにとって大きな力となります。脱毛している頭に毛糸の帽子をかぶった姿を「かわいいね」と夫から言われた患者さんは大いに力づけられたと語っていました。

失いかけている自信を取り戻すことが大切なのだなと改めて認識しています。

もう一つ、自信を取り戻した話。

患者さんが抗がん剤で脱毛したあと、まだ髪の毛が短いときに出かけた温泉での出来事を教えてくれました。

「他の患者さんのお役に立てるなら」ということで、カルテ記事公開の了承をいただいています。

(カルテから)

ゴールデンウイークはA山のプールに出かけた。

温泉とプールが一緒になっている村営の施設。朝早く起きておにぎりを作った。

風呂には隠さずに入る。子どものことを優先する。

風呂に入ると「実は私も」と言って、話しかけてくる人もいる。

(髪の毛が)五分刈りぐらいのころ、小さな四歳位の子どもが尋ねてきた。

「どうして髪の毛がないの?」と聞いてきた。

「お薬を飲んだから髪の毛が抜けたの」

「おっぱいの病気をしたので切ったのよ」

といって胸を見せた。

「痛かった?」

「おばちゃんは注射をしたから、わからないうちに終わっていたのよ」

「だんだん見慣れてきたから、かわいいよ」

子どもが「今度会うときはもっと可愛くなるね」と。

子どもさん、素晴らしい精神科医ですね。

子育て

最近、子育てに関心が高まっています。子どもを健やかに育てるためにはどうすればよいのかと論じられている記事も多く見られるようになりました。

書いてあることは確かに素晴らしい。

元気ならこれらに従ってできるでしょう。

でも、精神腫瘍科の外来には病気、それもがんになってしまったお母さんたち、小さな子どもさんがいるのにがんになってしまったお母さんたちが来ます。

まだ、あまり知られていない「がん治療中の子育て」について少しお話させてください。

精神腫瘍科の外来には三〇代、四〇代のお母さんたちも来ます。

多くは乳がんに罹患したお母さんたちです。

三〇代の乳がんはまれではないのです。


がん患者さんの半数に精神医学的な診断がつき、全体の二割から四割の患者さんが不安やうつに悩んでいることは既に述べました。

これらの患者さんは、十分な休養、ときには服薬が必要な場合もあります。


子育てをした経験のある方ならおわかりでしょうが、決して楽なものではありません。子育てを通じ多くのことを学ぶことで親自身が成長するきっかけともなりますが、子育て真っ只中というときには時間的な余裕も無く、子育てそのものの不安も強く、気持ちも平穏というわけにはいかないときもあります。

子どもさんをしかる言葉が思わずきつくなる……。


たとえ、「元気」であっても肉体的、精神的に楽ではありません。

もし、がんだったら……。

がんに罹患した上に、子育て中。
子どもが小さいお母さん。
受験と病気が重なったお母さん。
髪の毛がなくなってしまったお母さん。
おっぱいが無くなってしまったお母さん。
そして、がんが再発してしまったお母さん。

みんな大変な思いをしながら子育てをしていることがわかってきました。

子どもが小さいお母さん。
子どもさんの聞き分けの無さにイライラすることがあり、「ときどきひどいことを言ってしまいます」とご自分を嘆いていました。がんになって自分に余裕がない上に、手のかかる子どもさんの世話をしなければならない。それなのに、子どもは自分の意見を聞いてくれないのでイライラしてしまうようでした。

話を聞いてみると、子どもさんの直感的な行動に対して、なんで論理的でないのだろうと悩んでいるようでした。

子どもさんが自分の言うことを聞いてくれない、つまり親の論理がわからないのは普通であること、論理的に考えるようになるための脳の部分はずっと後に発達することをお伝えし、子どもさんの行動は問題ないと説明しました。

お母さんの行動も特に問題は無いようですから、「お母さんも問題ないですよ。誰だってそれぐらいのことはありますから」とお伝えし、児童精神科医である佐々木正美先生の本、『子どもへのまなざし』(福音館書店)をご紹介しました。子育てに悩むお母さんたちにいつも紹介する本です。私が言葉で伝えるよりも、ベテラン精神科医の本は有効です。じっくりとかみ締める様に読んでいただき、安心してもらいました。

「大丈夫。問題ないですよ」とお伝えすることで落ち着かれるお母さんが多いようです。

「そう言ってもらってから、イライラしなくなりました」というお母さんもいました。

がんと子育て。二つの未知の経験を同時にしています。

その一つ一つが身体的・精神的に大変です。

不安も大きいでしょう。

一つ経験するだけでも大変なのに、同時に二つ。

辛くないわけがありません。

受験と病気が重なったお母さん。

「子どもの力になってあげられなくて……」とご本人はご自分の無力さを嘆き、病気になったことで家族に迷惑をかけてしまったと悩んでいました。

心配されなければいけないのはご自身なのに……。

母親としての役割ができていないように感じているようでしたが、母親として立派に働いていることは明白でした。

ちゃんと「子育て」をしていました。

でも大丈夫。お母さんの存在は力になっていました。

合格して、入学後の手続きをするお母さんはとても生き生きとしていました。「何かできる」という感覚は大切なようです。

髪の毛がなくなってしまったお母さん。

授業参観に出席しにくい、買い物で同級生のお母さんに会いたくないなどの訴えがありました。

がんになってしまったことで、子どもに迷惑をかけているという心理が働いています。しっかり「子育て」していたことは言うまでもありません。

人目を避けて行動しなければならないと考えるお母さんたちもたくさんいます。本来は保護されないといけないのに……。

子どもさんたちは、意外と気に留めていないこともあるようですが、お母さんたちはがんに罹患した以外にこんなところでも悩んでいるのです。

ほとんどのお母さんがしっかり子育てしています。でも、悩んでいる現実があります。専門家として「子育てに問題は無い」とお伝えします。

おっぱいが無くなってしまったお母さん。

子どもさんの反応はさまざまです。気にしない子どもさん、一緒にお風呂に入らなくなった子どもさん。

ここでもお母さんは負い目を感じてしまいます。

命と引き換えに切除した乳房です。ご本人に罪はありません。

乳房を失い、失われた乳房を見るたびにご自身でも辛い思いをしています。それなのに子どもさんに対して、負い目を感じてしまうのです。

親として、子どもに心理的な影響を与えてしまうのではないかと。

もちろん子育てに問題はない方々がほとんどです。逆に立派だなと思えることも多くあります。

「問題ないですよ」とお伝えします。

子どもさんが大きくなってくると理解を示してくれることが多いようです。

乳房がなくなったことで、お母さんが嫌いになった人はいないみたいです。みんな心配なんですよね。

そして、がんが再発してしまったお母さん。

「この子が大きくなるまでは、頑張って生きてゆきます」

ご自分のことで精一杯なはずなのに、他人を思いやる……。

人生の目的を子どもの健やかな成長において一生懸命生きているお母さんを見ていますと、その姿の中に何か神々しいものを感じずにはいられません。

患者さんご本人の症状がこれからも安定すること、子どもさんの健やかな成長を願わずにはいられません。

子育てと、ご自分のがん。

両方ともそれだけで大変なのに、二つを同時にこなさなければならない。

自分では何も悪いことはしていないのに、負い目を感じてしまう。

精神腫瘍科ではこのようなお母さんたちの応援をしています。

「大丈夫。あなたは問題ない」と。

ギャンブル

この本はがん患者さんの心のケアを考える本です。

なぜ「ギャンブル」なのでしょうか。

でも、心のケアの問題を考える上で欠かせないのです。

私は、精神腫瘍科の外来で、がんに関する悩み、生と死の問題、仕事の問題、経済的な問題などさまざまな問題の相談に応じています。

個人の抱える問題はさまざまですが、時折「実は……」といってギャンブルの問題が出てきます。

この問題が最初から出てくることはまずありません。数回の外来面接の後で「こんなことまで相談してはいけないのではと思って、今まで言いませんでしたが……」と患者さんが恐る恐る切り出してきます。

自分ががんで治療を受けているのに、夫はパチンコ。どうしてパチンコをやめてくれないのだろう。私は話がしたいのに……。

夫がギャンブルで使い込みをしてしまった。

ギャンブルに入れ込んでいて給料を入れてもらえなかった。

患者さんの悩みはさまざまです。

パチンコ、競輪、競馬は大衆の娯楽として定着しています。これらで適度に楽しめればそれはいいのでしょうが、「ギャンブル依存」といわれる状態になりますと調整がきかなくなります。

パチンコ、競輪、競馬……患者さんのご家族がのめりこむ対象はさまざまです。これらのギャンブルに依存しているため、本人とその周囲の人々が精神的に苦しむ状態のことを医学的に「ギャンブル依存」といいます。

ギャンブル依存では必ずといっていいほど金銭面でのトラブルが生じます。ギャンブルで勝ち続ける人はいませんが、ギャンブル依存の人は勝ったときの快感が忘れられずにギャンブルにのめり込むため、多額の借金を背負うことになります。多重債務、使い込みなど社会的な問題を起こすこともあります。ご家族は何とか本人を立ち直らせようと説得し、借金の返済を肩代わりするなどします。本人も一度は反省し、その場が収まるのですが、それもつかの間、再びギャンブルにのめりこみ多額の借金を抱え込むことになります。本人に反省がないということで「だらしのない奴」とのレッテルを貼られて勘当されることもありますが、家族が借金の尻拭いを延々と続けるというパターンもあります。そうすると何十年とギャンブル漬けの生活がつづくということもあります。

患者さんは、「がん患者さんの心のケア」を扱う外来でご家庭に潜むギャンブルの問題まで相談できるとは思ってはいないようです。また、ご自分の家庭環境が特殊でそれを他人に知らせることにためらいを感じていることが多いようです。

患者さんには、精神腫瘍科でギャンブル依存の問題が出てくることはまれでないこと、およびギャンブル依存へは一定の対応が必要なことをお伝えし、保健所へ行き、現状について相談するよう指導します。保健所ではギャンブル依存について関わった経験のある保健師、ケースワーカーがいて、生活面を含めたさまざまな相談に乗ってくれます。相談の他に、「一人で悩まない」という点でも保健所での相談は心の支えになるという点で有効だと思います。

私は、それに加えて、一般の方向けに書かれたギャンブル依存の本（『ギャンブル依存とたたかう』帚木蓬生著、新潮選書）を紹介して患者さん本人に勉強してもらいます。ギャンブル依存が病気であること、借金の肩代わりはしないこと、治療を受けることが大切などということをこの本を通じて学んでもらっています。

本を紹介してから次回の外来までには、ほとんどの患者さんが本を読み終えており、「うちの場合もまったく同じでした。勉強になりました」、「今までのやり方ではだめだということがわかりました」と今までとは違った見方で対応が出来るようになります。

これだけでギャンブル依存が解決するわけではありません。解決に至るためのスタートラインの前にようやくたどり着いたという状態です。道はあるのだよと患者さんにお伝えすることで孤立感を減らすことが初期対応の大切な点です。

がん患者さんはがんの悩み以外にさまざまな悩みに苦しんでいます。

がん患者さんも病気の治療のとき以外は、日常生活を送っていますので、生活上のさまざまな悩みが生じます。ですから「がん患者さんの心のケア」ではがんに関する事柄だけを扱ったのでは不十分で、がんの悩みのみならず、日常生活の悩みに対して答えることが大切です。ですから、「夫がパチンコに行ってしまい話が出来ない」などの悩みに対しても答えることも大切なのです。むしろ、がん以外の悩みの相談に乗ることの方が大切なときもあります。

家族の悩みで頭が一杯になっていて、自分のがんの悩みにまで頭が回っていない患者さんもいます。その方々に「がんの悩みは？」などと聞いてもナンセンスです。きっと「この医者に何を言ってもだめだ」と思われるのが関の山でしょう。

ただ、がん患者さんは精神腫瘍科を「がんの悩みを聞くところ」と考えていることも多く、これらの悩みを訴えないこともあります。訴えてはいけないのだと考えている患者さんもいました。ですから、精神腫瘍科の外来では、患者さんが何でも話しやすい雰囲気、関係性をつくり、患者さんが「何でも相談していいんだ」という場を提供したいと考えています。患者さんがそれを感じてくれたときには何でも話してくれるようになるのでしょう。

「話しても大丈夫だ」と思ってもらえると患者さんは堰を切ったように話し始めます。ギャンブルに依存している人はかなり長い間ギャンブル通いをしていますから、昔からの話が延々と出てきます。

がんにかかるだけでも心が辛いのに、家庭がさらに辛い状況にある……。がん患者さんは保護される対象だと思うのですが、そうではない場合もあるのです。

ひとりの患者さんが命を左右するがんという病気になり悩んでいるのに、周囲の人が協力してくれない。本当に悲しいことです。私たちは今にも心が折れそうになっている患者さんを何とか支えるしかお手伝いできません。家庭の問題はなかなか根が深いのです。

ここで少し考えなければいけないところがあります。

「妻ががんになり身体も心も苦しんでいるにもかかわらずギャンブルに行ってしまう夫」。この文章を読んだ人の多くは憤りを感じると思います。他人への思いやりがなく、自己中心的な行動に走る人を見ればそう感じるのは当たり前でしょう。

ただ、よくよく考えてみれば私も思いやりのない行動をとることはありますし、自己中心的になることもあります。自分のことは棚に上げて、他人のことは批判する……矛盾が生じてきます。

思い切り非難することも可能ですし、すっきりするかもしれません。しかし、このような話を聞いたときには、自分にも同じような状況が出ていないか、また診療場面でもそういうことはないか確認するようにしながら話を進めていくことが大切です。

私がこの夫を非難することは簡単です。非難することは「私、大西秀樹は正しい。あなたは間違っている」と言っているのと同じです。この時点で私と患者さんは反省しなくなり、お互い退歩を始めてしまうと思うのです。治療は前に進むことで、退歩ではありません。ですから非難はできるだけ控えて、今後の現実的な対応について話すようにしています。現実的な対応についての話をすることで、患者さんも今までの対応を振り返る余裕も生まれ、今後の現実的な対応について少しずつ考えられるようになります。

バランス感覚とでもいうのでしょうか。結構難しいところです。今でもうまくいくとは限りません。

心のケア。ひと言で片づけるにはあまりにも深く、広い領域です。

困ったときの……

私の外来に来る方々はがんに罹患した方かそのご家族です。
病気、治療、命……がんに罹患したことによる悲痛な訴えが多く聞かれます。
しかし、がん患者さんの訴えはがんに関連したことばかりではありません。
がん以外のことで悩んでいることも多いのです。
家庭内のこと、金銭面のこと、契約のこと……。
外来での診察が法律相談みたいになってしまうことも結構多いのです。
がん以外の多くの訴えが語られるのも私どもの診療の特徴でしょうか。
「私の悩みはがんではありません」と言い切る患者さんもいます。

私の職業は医師です。医療行為を行なうことは法律で許可されているのですが、法律に関する業務は行なうことができません。そもそもわかりません。

「私は医師ですから、そのご相談に乗ることはできません」と言うことは簡単です。しかし、困っている患者さんを放っておくことはできません。

でも、法律の相談はできないし、そもそもわからない……。

でも大丈夫。

こういうときには力強い援軍があります。

運の良いことに大学の同級生に優秀な弁護士がいて、法律の相談に乗ってくれるのです。

井垣弘弁護士（井垣法律特許事務所）。

昭和五五年、横浜市大の医学部に同期入学し、同級生として学んでいたのですが、途中で法律家への道を志して大学を辞め司法試験にチャレンジ。みごと合格しています。

司法試験に合格してからは、裁判官、検事への道は選択せずに弁護士となり、現在は東京で弁護士事務所を開設しています。

「俺みたいな奴には、検事や裁判官はムリなんだよ」といいますが……。


困ったときは、その場で電話します。

たとえ私の質問がまとまらなくてもその場で要点を整理し、難解な法律用語を一切使わずに素人の私がわかるような言葉を選んで教えてくれます。難しい質問に対して即座に答えてくれるばかりではなく、法律に疎い私に対して簡単な実例を用いながらすぐに解説してくれるところに彼の法律家としての才能を感じます。


最もありがたいと思うのは、困ったときに電話をするとその場ですぐに明確な回答を出してくれることです。「後で連絡する」ということはなく、電話口で即答してくれます。電話をするときは最も困ったときです。電話の主がとても困っているということを本能的に理解してくれるのでしょう。法律家としての知識・経験も豊富ですが、依頼主が困っていることを感じ取る能力が高いことの表れだと思います。

本当に助かります。

こんな話をしますと、真面目で正義感あふれる弁護士といった姿を想像されるでしょうが、ふだんの姿はジョークのきいた面白いおじさんで弁護士には見えません（ごめんなさい）。

焼き鳥屋、すし屋のカウンターに座っている姿が妙に似合う親しみのある弁護士さんといったところでしょうか。

でも、どうして弁護士まで……とお考えになるかもしれません。

でも、私はいくつかの理由から井垣先生に相談しています。

まず第一に私が法律の世界を知らないことです。

自分で大丈夫だろうと思っていたことが法律の世界ではそうではないということがあります。医学の世界にいると当たり前に思えることが、一般社会ではそうではない場合もあるのです。井垣先生に間違いを指摘されてよかったと思うこともあります。

二つ目は、「がん以外」の悩みに答えることも精神科の治療では大切なのです。がん以外の問題に気をとられていると、がんに関する問題解決が遅れたり、誤った方向に展開する可能性があります。身の回りのことに気をとられて、がんのことが考えられなくなってはいけません。後に後悔を残すような状況は良好な治療環境とはいえないのです。

そして、三つ目。これが一番気になっていることですが、話し合いの際、声が大きく、力の強い人に分《ぶ》があるということに違和感を覚えてしまうためです。

私のところにくる患者さんはがんになり辛い思いをされている方々です。がんという病気は身体・精神面への影響が大きいことから社会的に保護されなければならない存在です。ご家族・ご遺族も外来に来られます。家族の一員ががんになる、亡くなるなど辛い思いをしています。彼らも患者さん同様保護されなければならない存在です。

しかしながら、患者さん、ご家族、ご遺族の訴えを聞いていますと、どう考えても声の大きい人の意見に押し通されてしまう場合があるように思えて仕方が無いのです。

声を大にして自分の主張を述べる。正しい意見の場合はそれでよいと思います。

しかし、その声の大きさ、押しの強さを利用して自分の意見を通そうとすることに対し、違和感を覚えるのです。患者さん、ご家族、ご遺族から語られる言葉を聞いていると、弱い立場の患者さんに対し、押しの強さを利用して自分に有利な方向にことを運んでしまおうという相手側の意図を感じることがあります。

私は双方の意見を聞いているわけではありませんし、ましてや法律家ではないので内容の判断まではできません。

でも、社会で生活していくための最低限の約束ぐらいはわかります。それさえも守られていないのではと思えるときもあるのです。正しいと思えることが声の大きな人の力でつぶされていく現状を見過ごすことはできないのです。

ですから、「なんか変だな」と感じたときには、正しいことを教えてもらうため、法律家である井垣先生の知識を借りるのです。

アドバイスをもらっても状況が変わらないこともあります。それでも専門家から「大丈夫」と言って勇気づけられることは大切だなと感じています。

日本の社会において、弁護士は医師ほど身近な存在ではありません。しかしながら、法律のスペシャリストである弁護士の先生の力を借りたほうが良いと思える状況はたくさんあると思いますし、力を借りなかったばかりに思わぬ方向に展開してしまうということもあると思います。

まだ一般的ではありませんが、患者さんの治療環境をよりよくするため、弁護士との連携は今後求められてくるでしょう。

5 章

第二の患者

第二の患者（その1）

ここでは、がん医療における「第二の患者」についてお話ししたいと思います。

「第二の患者」？　それは誰だとお思いになるでしょうか。患者は一人しかいないはずなのに……。

実は、「第二の患者」とは「ご家族」のことなのです。

ここでは、「第二の患者」であるご家族についてお話しをさせてください。

がんの診断を受けたとき、患者さんは「死」に直面し、精神的ストレスから適応障害、うつ病になりやすく、治療中のがん患者さんでは約二割から四割に不安・抑うつが認められることはすでに述べました。

それでは、看病する側のご家族はどうなっているのでしょうか。

がんの疑いをかけられて検査を行ない、その結果ががんであったときのことを想像してみてください。

ご家族が患者さんと同席して病状説明を聞き、治療方針の説明を受け、ときに患者さんからアドバイスを求められる。日本の病院では日常的な光景です。

病状説明を聞いて精神的なショックを受けた患者さんを慰めながら帰宅すると、待機していた家族から待ってましたとばかりに「どうだったの?」と意見を求められます。

入院になりますと、患者さんの付き添い、連日のお見舞い、洗濯物の引き取りなど連日忙しく動き回ることになります。

手術当日には朝から病院で待機。手術が終われば医師より説明を聞き、それを自宅待機している親族に伝える……。

退院が決まると、患者さんが少しでも過ごしやすいように前もって家の受け入れ態勢を整え、退院当日は主治医、看護師にお礼の言葉を述べ、病院の支払いを済ませ、車を用意して帰宅する。

幸い、手術だけですんだとしても、これだけの忙しい時間を過ごさなければなりません。

手術後に抗がん剤治療があれば治療日ごとに付き添うことが多くなります。抗がん剤治療で白血球が減るなどして身体の抵抗力が低下しているときは患者さんに熱が出ないかなどにも注意しなければなりません。熱が出たらたとえ夜間、休日であっても患者さんを病院に連れていくこともあります。

病状が進行していて手術ができず、抗がん剤や放射線による治療が奏効しない場合、「なんでもっと早く病院に連れて行かなかったんだ」と他の親族より責められることもあります。

これだけ大変であれば精神的に参ってしまい、「第二の患者」となっても不思議でないことがおわかりになると思います。家族の一員ががんに罹患したことで、今まで歩んできた「普通の」生活は音を立てて崩れ去ります。もうしばらくは、今までの生活を取り戻せません。患者さん同様、ご家族も精神的・社会的なストレスを負って苦しんでいるのです。

がんに限らず、介護が必要な病人を抱えた家族では、約二割が看病のために仕事を辞める、今まで歩んできた人生の方向転換をするような状況となってしまうことが知られています。介護が〝主たる職業〟になってしまう場合もあるのです。

家族の中で唯一収入を得ていた人が倒れてしまった場合、収入がなくなってしまいます。約三割の家族では主な収入源を失うことも知られています。

入院、手術、放射線治療、抗がん剤治療にはかなりの費用がかかります。貯蓄がみるみるうちに減ってしまうことも多くみられます。ですから、家族は看病をするために、それまでの社会生活を断念し、経済的な負担が増えるなど、社会・経済面での負担が大きくなっていることがわかります。


ご家族の精神状態はどうなのでしょうか？

ご家族は患者さんのケアに参加することが当然と考えられており、今でもそうであると思います。しかしながら、前述いたしましたように、ご家族も、家族の一員ががんの疑いをかけられたときより、精神的なストレスから不安・抑うつなどを呈します。

では、どの程度の患者さんのご家族が精神的なストレスを受けているのでしょうか。

がん患者さんの配偶者と子どもでどの程度精神症状がみられるかという調査では、抑うつが二五％と二四％、不安が二七％と二五％にみられたようです。進行がん患者家族の調査では一三％の介護者に精神医学的な診断がつきますが、何らかの方法で精神的な介入を受けているのは約半数です。終末期がん患者さんの家族調査では、死亡前から、死亡後一カ月の間で約三分の一にうつ病を認めています。全体として考えると、がん患者家族の一〇～三〇％に何らかの精神医学的な疾患が認められます。


ご家族の呈する不安や抑うつは患者さんと比較するとどの程度かご存知でしょうか。

実は、家族が呈する不安・抑うつの程度はがん患者さんと同程度またはそれ以上とも言われています。私の経験では、がん患者さんを診察した際に、看病しているご家族の方が明らかに滅入っていたこともありました。このように看病する家族も、家族の一員の「死」を連想し、これから先のことを考えて悩むことから不安・抑うつを呈することが多いのですが、医療現場では家族の苦悩はそれほど高くないと過小評価される傾向にあります。

がん患者さんを看病するには体力が必要ですから、ある程度健康である必要がありますが、がん患者さんを看病するご家族の健康状態はどうなっているのでしょうか？　看病という「仕事」は心身にストレスがかかりますから、心ばかりではなく身体に対する影響も無視できません。

ご家族の健康状態に関する調査では、免疫機能の低下、心疾患、慢性的な睡眠障害が多くみられることが指摘されています。さらに、介護に負担を感じている配偶者は、介護の必要のない配偶者と比べて死亡率が高まることが報告されています。介護を行なうこと自体が死亡率の上昇と関連している可能性もあるのです。このように、介護によるストレスはご家族の身体を蝕《むしば》んでいるともいえます。

この他、介護をするご家族の年齢が高い場合には、このような病気になりやすいばかりではなく、成人病を抱えている場合があります。多くの方が成人病にかかっていることを考えると、高齢者が介護することは健康状態が良くないまま介護するといった状況だと考えても良いのかもしれません。

現代は二人に一人ががんにかかる時代といわれていますので、がん患者さんの家族ががんでないという保証はありません。私の経験では、終末期がん患者である夫を介護する妻が夫よりも半年先にがんに罹患していたことがあります。緩和ケア病棟終末期がん患者さんの配偶者に関する健康調査をしたところ、配偶者の四％はがんに罹患しているかまたはがんの既往がありました（これについては別の項で述べたいと思います）。

このように見てきますと、がん患者さんの看病を行なうご家族の健康状態は必ずしもよいものではなく、看病途中で身体疾患にかかる可能性が高いのです。また、看病する側の家族にもがん患者がいることを知っておく必要があります。

「第二の患者」

多くのご家族が悩み苦しんでいます。

より良い看病をしていただくため、少しでも心の落ち着きが得られるように、精神腫瘍医として活動を続けています。

第二の患者（その2）

「第二の患者（その1）」で多くのご家族が心身ともに辛い状況にありながらも看病を続けている状況について述べました。また、より良い看病をしていただくため、少しでも心の落ち着きが得られるよう、精神腫瘍医として活動を続けていることについてもふれました。

ここでは、私どもが家族を支える現場の報告をしたいと思います。

がん患者さんを診察し始めた頃は患者さんの診察に精一杯で、患者さんのご家族にまで目が届いていませんでした。というか、気がついていなかったと思います。

そんなある日、病棟の往診に出かけ患者さんを診察しますと、落ち込んでいる患者さんの横にいる奥様も同様に落ち込んでいたのです。患者さん以上の落ち込みようだったから気がついたのかもしれません。

この状態は良くないなと思いました。というか、私自身がはじめて気がついたのでしょう。

奥様に対し「精神科ではご家族の診察もしていますよ」とお伝えしたところ、「ぜひ受診したい」との希望があり診察をすることになりました。

がん患者さんの家族を診察する「家族外来」はこのようにして始まっています。

外来受診された奥様から話を聞きますと……、

夫と今まで仲良く過ごしてきた。

そこに降って湧いたようながん、それも治癒しないとの宣告。

どうしたらよいのかわからない。

身も心も疲れ果ててしまった。

家に帰っても一人で不安。

一人で寝たことがないので、怖い。眠れない。

肩こりがひどい。

がんになったことで今まで幸せに暮らしていた生活が崩壊してしまうどころか、ご主人の命もあとわずか……ご家族の苦しみは察するに余りあります。

心と身体にさまざまな症状が出現するのも無理のないことです。

介護をつづける奥様に対しては、これからもご主人と奥様の精神的な安定に協力することと、奥様に対しても外来を継続することを約束し、少量の抗不安薬を処方しました。

この後も、定期的な外来——患者さんの部屋に行き、奥様は外来で診察——は患者さん、奥様ともに継続しました。

奥様はご主人を見送るまで立派に看病を行なっています。

ただ、一生懸命に看病を行なったが、死に目に会えなかったのが心残りであると言われていました。

ご家族の診察は、今書きましたように、話を聞くことから始めます。

ご家族は家族の一員ががんになったことで心身ともに疲れきっています。

話せることだけを話してもらいます。

話しているうちに現状の整理ができて落ち着きを取り戻すこともあります。

不眠のために看病も辛くなっている場合には少量の睡眠薬を処方して、夜間の睡眠を確保し、日中の看病が少しでもやりやすいようにします。

ただ、看病しているご家族に睡眠薬を出しますと、「急な用事のときに眠っていて電話に出られなかったらどうしよう」と不安を訴える方も多いので、話し合って睡眠薬を処方するかどうかを決めています。

頭痛、肩こりなどを訴える人も多いのですが、緊張や心理的なストレスから生じていることも多いので、話を聞くことに加えて少量の抗不安薬の処方も行ないます。


ご家族がうつ病になっている場合もあります。その際は、抗うつ薬の処方と安静を指示するのですが、看病と安静は相反するものであること、安静にしている間に患者さんの容態が悪くなったりすると、看病できなかったという後々の後悔のもとをつくってしまうことになりかねません。ですから、看病しながら、安静を保ち、服薬もするという治療を行なっています。看病・安静・服薬のバランスを保ちながら、後悔しないようにすることは精神科医としてかなりの技量を必要とするところです。

終末期の患者さんとそのご家族を診ることも多くあります。死を前にした患者さんとそのご家族。肉体的にも、精神的にも限界近くにまで来ています。

その際大事にしていることがあります。

何だと思いますか？

「見捨てない」ということです。

「見捨てる」わけはありません。そんなことはするはずありません。当たり前のことなのですが、どうして気をつけなければいけないのでしょうか？

終末期がん患者さんは治癒を目指すための治療の方法がないと伝えられていることが多く、その際に「私はもう医師から見放された」という感情を抱くことがあります。この感情を〝見捨てられ感〟というのですが、患者さんにはとても辛い状況です。

この状況はご家族にとっても同様であり、「医師から、医療から見放されてしまった」と思っているご家族は思いのほか多いのです。私たちがそう思っていなくても、ご家族がそう感じて落ち込んでしまったりすることがあります。ですから、私たちはご家族がこのような感覚を抱かないよう細心の注意を払っています。出来るだけ患者さんとご家族のいる病室に足を運ぶようにし、ご家族と会話を交わします。

終末期になると医師が病室にいる時間は短くなると言われています。それをご家族は感じ取っているのかもしれません。終末期に医療者が来なくなる……寂しい思いは避けたいものです。

私たちがご家族のもとに通ったとしても、患者さんの状況が良くなるわけではありません。ただ、患者さんが亡くなった後、ご家族が「もう、見捨てられてしまった」というような感情を抱いて病院を去るようなことが少なくなればと思ってご家族のもとに足を運びます。

病室に足を運び会話を行なうということは、もし自分が「がん患者家族」になったとき何が必要なのかということを考え、それに加えて、ご家族が何を望んでいるのかを察知して必要だと思ったときに行なっている行為です。「してあげる」という感覚で行なっているのではありません。「してあげる」という行為は上からの押し付けであり、ご家族にとって迷惑以外の何物でもありません。

先日、先ほど例として挙げた患者さんのご家族に話を聞いたのですが、

「あの当時話していたことは、今から思うとなんでもないことだったですよね。でも、聞いてもらって本当によかった」

と言われていました。

私たちが話していたことは、今から思えば何でもない事柄であったのかもしれません。しかし、家族が生命を脅かされる状況の中ではその「何でもない」ことを普通に行なうことが出来なくなってしまうのです。それを、一時的にお手伝いすることが大切なのだなと認識を新たにする今日この頃です。

ご家族が普通のことを普通に出来るように下支えする。今日も地道に活動を続けています。

がん・がん介護

「第二の患者（その1と2）」でご家族の状況について説明いたしました。

がん患者さんを看病するご家族の現状は経済的・社会的にかなり厳しいものがあり、かつ健康面でも大きな負担をしいるものであることがおわかりいただけたかと思います。

その中でも最も厳しいと考えられる状態が、がん患者さんががん患者さんを看病する「がん・がん介護」だと思うのです。

ここでは「がん・がん介護」についてお話させてください。

七、八年前のことです。

「先生。胃がんの患者さんに手術の説明をしたのですが、不安感が強くて病気の説明が耳に入らないみたいです。一度診てください」

と外科医から診察の依頼が入りました。

患者さんは四八歳の男性。会社検診で胃の異常を指摘され、検査の結果は胃がん。手術を行なうために入院となった方です。


病棟で患者さんを診察すると病気になったことに対する極度の不安、恐怖感から私が話しかけても「あぁ……」という程度で、私との会話が成立しないような状況でした。ご本人はご自分が話の聞けない状態であることがわかっていないようです。焦燥感が極度に強い状況といった方が適切かもしれません。ここは安静にするしかないと判断したので、少量の薬剤を投与し、ゆっくり休んでもらうことにしました。

休養と薬の服用で精神症状はすぐに落ち着いて会話が出来る状態になったのですが、今度は腹部が腫れ始めました。検査の結果は腹水貯留、かつ腹水からはがん細胞が検出されました。

がん性腹膜炎。がんが胃を超えておなかの中に散らばったときにでる症状です。

もう、手術はできません。がんが腹部に散らばっていますので、病状としても相当に進んでおり、患者さんに残された時間も限られた状態です。

奥様には残された時間が少ないと伝えられました。ただ、ご主人には残された時間についての話は伝えられていませんでした。最初に病気の説明を受けたときの不安感があまりにも強かったため、伝えることが躊躇されたのです。

何回か患者さんの診察を続けているうち、今度は看病している奥様が不安そうに見えたので、

「精神科ではご家族向けの診察も行なっています。困ったことがあったら、いつでも声をかけてください」

と、お伝えしたところ、

「ぜひ、診察を受けたいです」

と診察を希望されましたので、奥様の診察を行なうことにしました。

外来で奥様の診察を行ないました。

看病が続き、かなり疲労がたまっているようです。

奥様の訴えとして、

ご主人から「自分はどうなるのだ」と聞かれるのが辛い。

ご主人の辛そうな顔を見ることが辛い。

仕事が手につかない。

眠れない。

など、ご主人の病気に伴う不安感がみられました。


ご主人に残された時間が少ないことを知らされています。

「自分はどうなるのだ？」と質問されたときは、本当に辛かったと思います。

診察を行なうときには患者さんが過去に何らかの病気をしたか聞くのが慣わしですので、

「今まで何らかのご病気をされたことがありますか？」

とたずねたところ、

「実は私のほうが、先にがんになったのです」

思いもよらぬ返事が返ってきました。


「え？……」

奥様の話では……、

夫ががんになる半年前に乳がんの診断を受けて乳房を切除した。

手術後も治療のため通院していたが、夫が胃がんの診断を受け、かつ自分よりも病状が悪化したため、自分の治療はいったんおいて夫の看病に専念していた……。

自分もがんで手術を受けたばかりなのに、夫のことも心配しないとならない。

かつ、夫に残された時間は少ない……

自分もどうなるかわからない……

あまりにも重いことが重なってしまいました。

辛くなるのは当然です。

かつ、ご自分の乳がんについては「個人的なことなので」病院の医療スタッフの誰にも語っていませんでした。


奥様に対しては、ご家族であり、かつがん患者である状態は非常にストレスがかかる状態であることなので、現在のような不安感が出現していることを解説しました。また、今後もご家族として、かつがん患者さんとしての援助を続けるということを約束しています。

さらに、現時点で受けているストレスは相当なものなので、一人で抱え込むよりも病棟のスタッフにもがんであることを話してさまざまな援助を受けたほうが良いのではないかと伝えたところ、「そうしてください」との返事をいただいたので、病棟の看護師に奥様の病状を伝え、奥様に対するケアプランを組んでもらいました。

その後は、病棟の看護師によるケアと私の診察を続けることでご主人が亡くなるまでの間、看病を続けることができています。

看病するご家族ががんであるかどうかは、この患者さんを診察するまで考えたこともありませんでした。

しかし、三人に一人ががんにかかる時代です。

確率的に考えても夫婦ともがんになってもおかしくはありません。

これ以後、患者さんのご家族を診察するときにはがんの既往がないか必ず尋ねるようにしています。

終末期がん患者さんを介護する配偶者について調査したことがあります。

配偶者にがんの既往があるか尋ねたところ、一二五人中五名（四％）にがんの既往がありました。

がんの既往がある人をさらに調べてみますと、

① がんがほぼ治癒しており、現時点では問題ない。看病は可能。

② がんによる合併症で、看病ができない。

③ これから手術。

という状態になっていました。

がんであっても治癒した状態であれば（①の場合）、心理的なストレスはあっても看病は何とか可能です。しかし、②、③の場合には配偶者は看病ができないばかりか、他の人に面倒をみてもらわなければならないのです。これらの配偶者は他の人に迷惑がかかることをとても気にかけていました。

また、家族の中にがん患者が同時に二人いることになり、その二人の患者さんをみる他の家族に多大な負担がかかっています。

特に③の状態は終末期がん患者とこれから手術を受けるがん患者を同時にみなければならないため、二人を看病するご家族は大変そうでした。

認知症介護の世界では「老老介護」が問題になっており、援助の手が差し伸べられるようになりましたが、がん患者さんによるがん患者さんの介護「がん・がん介護」についてはほとんど知られていません。一人で悩んでいる方も多いのではないでしょうか。しかし、がんに罹患したことのある人が死に行く人を介護する状態は、「次は自分がこうなるのかもしれない」という思いを抱かせることにもなり、精神的なストレスのかかる状態です。

「がん・がん介護」。がん患者さんを介護する家族もがんになっていることがあるのです。

この状況を社会に周知していただきたく、この章を書きました。

がん患者さんの家族はこのような形で苦しんでいることもあるのです。

私たちはがん患者さんの家族がさまざまな事柄で苦しんでいる「第二の患者」であること、「第二の患者」であるのみならず「がん患者」であることも現実にはありうるのだということを知っておき、ご家族ががんによる肉体的な後遺症で苦しんでいる場合には、身体面での負担が減るような援助をすぐに実行すべきであると思います。

また、「次は自分が悪くなるかも……」という恐怖感の中で看病を続けているかもしれない「がん・がん介護」のご家族への精神面でのケアを充実させなくてはと考えています。

「がん・がん介護」は少数かもしれませんが、このようなところにまで目を行き届かせて、医療の手を差し伸べることが、がん医療の質を最終的に高めるため必要だと考えています。

家族ケアが必要と実感したきっかけ

「家族のケアが必要である」。当然といえば当然です。

でも、どうして必要なのでしょうか？

私の経験をお聞き下さい。

一二年位前、医師一〇年目頃のことです。当時、認知症患者さんの診断と治療を行なう専門外来を手伝っていました。

そこに、女性患者さんがご主人に連れられ外来にきたのです。田辺信子さん七〇歳。

六〇歳過ぎより記憶障害が出現。一〇年の間に症状は進行。外来受診時、身の回りのことは何もできなくなっていました。病名はアルツハイマー病。

アルツハイマー病という病気は記憶、計算、抽象思考といった大脳が持っている高度な機能が侵され、物忘れが進み、会話ができなくなり、服を着る、顔を洗う、歯を磨く、買い物、洗濯、掃除といった日常生活で当たり前だったことができなくなってしまいます。ところが、外来での田辺さんはブレザーを着て、きれいな七宝焼きのブローチをつけ、きれいにお化粧までしているのです。認知症の患者さんは病状が進行しますと服をどのように着たらよいのかわからなくなるので、ブレザーを着たりすることはなくなり、お化粧もできなくなります。

あまりにもきれいにしているので、「どなたがお化粧をしているのですか？」と外来に付き添うご主人、俊夫さんに尋ねたところ、「私がしています」。長年、会社員として勤めた方で化粧には縁がないと思うのですが、それはそれはきれいなお化粧でした。

俊夫さんは奥様のために身を粉にして働いていました。朝起きるとトイレにつれて行き、顔を洗ってあげて、その後に朝ごはん、それが終わると洗濯、掃除……。一日中働いています。でもご主人は不平、不満を述べずに奥様のために一生懸命働いていました。

「昔、妻には迷惑をかけましたから」とご主人は言うのですが……。

当時は介護保険制度がなく、地域の介護グループ「季来来《きらら》」の援助は受けていました。

ある日、外来にいらしたご主人から質問を受けました。

「先生。妻は夕方になると『どこのどなただかわかりませんが、今日一日ありがとうございました』と言うのです。何か良い方法はないでしょうか？」と。

朝から晩まで妻のために働いた後に、妻から他人と思われる……ご主人には辛い言葉でした。

そこで、主治医の私に解決策を求めてきたのです。

アルツハイマーでは記憶がなくなりますが、人生の節目の記憶は残ることがあります。

「それでしたら結婚式の写真を見せたら良いかもしれませんよ」とアドバイスしてみました。

ところが、ご主人。

「実は、私たち結婚式を挙げていないのです」

ご主人の話では……

結婚の日取りが決まったが、式の直前になり召集令状が来て出征。終戦後に帰国したところ戦後の混乱で結婚式どころではなかった。

その後は社会的に成功しましたが、結婚五〇年、「結婚式」は挙げていませんでした。

結婚式のような人生の節目の記憶はエピソード記憶といい、よく保たれているのが普通です。しかし、結婚式を挙げていません……。

私は、ついこう言ってしまいました。

「それでは、仕方ないですね」と。

何のケアにもなっていません。泣きっ面に蜂。でも、当時の私は気がつきませんでした。

数カ月後、何気なく新聞を見ますと、なんと俊夫さんと信子さんが写っています。それも結婚式の写真。驚いて記事を読みますと、見出しは「痴呆（当時の名称）の妻、目に涙。五〇年目の結婚式」とあります。

ご主人が信子さんをケアする介護グループ「季来来」のメンバーに結婚式を挙げていな

い苦悩を伝えたところ、「それなら結婚式を挙げましょう」との意見が「季来来」のメンバーから出て、結婚式が決まったようです。

ご家族の困っていることを汲み取り即座に行動に移す介護グループの感性と実行力に感服すると同時に、私の至らなさを大いに反省するきっかけとなりました。

新聞に載っている田辺さん夫妻、それを取り巻く方々、皆嬉しそうでした。

いいケアは皆を幸せにします。

家族ケアの大切さを教えてくれた「季来来」の方々には本当に感謝しています。

ご主人は「妻に当時の様子に近い結婚式を挙げさせてあげたい」と希望していて、五〇年前の結婚式で着るはずであった海軍の礼服を着て式に臨んでいます。

本当に優しい人でした。

その後の外来でご主人に対し私の至らなさをお詫びすると、「そんなことはありませんよ」とやさしく言葉を返してくれたのが今でも心に残っています。

この後、信子さんが「あなたはどなたですか？」とご主人に尋ねることはなくなっています。ご主人の悩みは解消しました。

医学的には偶然です。でも、そんなことはどうでもよいことです。田辺さん夫婦は幸せになり、ご主人は安心できたのです。

忙しいながらも、充実した介護生活を送っていた田辺さん夫妻ですが、ある日を境に転機が訪れます。

信子さんが自宅にある、ほんの数センチの段差で転びました。

大腿骨の頸部骨折。

緊急入院、手術、術後の安静……。

ご主人は毎日のようにお見舞いに行き、信子さんを懸命に看病します。

健康人であればリハビリ後、社会に戻れるでしょう。ところが、三週間もの間ベッドで安静にしていた信子さんは動けなくなってしまいました。臥床の影響で認知症もさらに進んでいたようです。

もう自宅には戻れません。一三年間続いた在宅介護はこうして終わりを告げました。

手術が終わると今度は長期療養のための病院に転院となります。

ご主人は連日の看病で疲れているところに、「病院を探す」という仕事が一つ増えてしまいました。無理をしないようにお勧めしましたが、それも無理なことでした。

一つの病院への転院が決まりかけたのですが、途中で入院できないとわかり断念。それからご主人は方々の病院を探し回り、やっと転院の話がまとまりました。

信子さんの薬を取りに私の外来にいらしたご主人からは、

「病院が決まりました。もう、妻と一緒に来ることはありません。しかし、これからも先生のご指導を仰ぎたいのでよろしくお願いします」

との言葉が出てきました。

ご指導？　とんでもない。私にとって、人生のお手本のような方です。

もちろん、「お越し下さい。お待ちしております」とお伝えしました。

翌月の外来。

田辺さんのご主人の順番がきました。

何を話そうかと考えながら「田辺さん。お入り下さい」と呼び出したところ、入室したのは娘さんでした。

「今日、お父様はどうされたのですか？」とお尋ねしたところ、娘さん、

「父は亡くなりました」

「…………！」

事態がよく摑めなかったので娘さんに話を聞いてみました。

娘さんの言うことには、信子さんを転院させた日、心配なので電話をかけたところ「問題ない」との返事。ところが翌日から電話に出ないので心配したご家族が訪ねたところ家の中で倒れて亡くなっていたとのことでした。

死因は脳梗塞か心筋梗塞。

ストレス？？？

俊夫さんは一三年の間、懸命に介護を続けました。ですから、俊夫さんには家庭介護の無いゆったりとした生活が待っていて、その延長上に奥様のお見舞いがあると信じて疑っていませんでした。私はそれに対するアドバイスをするのが仕事と軽く考えていました。これほどまでに介護をすれば、その後は「ご褒美としての穏やかな生活」があるのは当然と考えていたのです。

ところが、彼を待っていたのは、一人になって二日目の「死」……。

ご主人が転院先探しで困っているときに何で手伝わなかった？
主治医として転院先に意見を言えば何とかなった？

ショック……。

今でも心の重荷として残っています。
俊夫さんはもう戻ってきません。

ご家族のケア。必要だとおわかりいただけたでしょうか。
二度と繰り返さない。私にできることはこれだけです。

＊参考文献――『自分でえらぶ往生際』（大沢周子著、文藝春秋）。田辺さんの生きた記録をどうしても残したくて大沢さんに書いていただきました。詳しくはこちらの本もご参照下さい。

ご遺族のケア

病院というところは、患者さんが亡くなると、その役割を終えるのが普通でした。ところが、私の外来には患者さんの死後もご遺族となった家族が引き続き来られたので、自然発生的に遺族向けの外来「遺族外来」ができています。八年前、私が横浜市立大学病院勤務時代のことです。

遺族も第二の患者としてケアを行なう「遺族外来」はまだ珍しい試みですのでここで少しだけ紹介したいと思います。

外来に来られる方は九割以上が女性で、年齢は三〇~七〇代ぐらいの範囲です。配偶者を亡くした人、親を亡くした人、子どもを亡くした人などさまざまなご遺族が来られます。

以前は、家族として診ていた方々が遺族になったという場合がほとんどでしたが、最近では他の病院で家族を亡くしたが辛い気持ちを聞いて欲しいとご遺族が初診される場合もあります。

埼玉県以外からも患者さんが来る場合もあります。関東地方以外から来られた方もいます。遺族の方々はご自分の悲しみをどこに訴えてよいのかわからず、さまざまな方法で私どものところを探し出して外来に来られるようです。

ちなみに病院には「遺族外来」の掲示はしておりません。精神腫瘍科の外来の中で行なっています。病院に「遺族」という言葉を出してよいのか私自身迷っているところです。

外来は、がん患者さんと同じように話を聞くことが中心なのですが、患者さんが訴える内容とご遺族が訴える内容とでは少し違うのでご紹介します。

ご遺族が心配していることで最も多いものはご自分が十分に看病をしたかどうかということです。ご遺族の話を聞いていますと十分に看病していることがほとんどで、誠心誠意看病している、やりすぎともいえるぐらい一生懸命看病していることがほとんどであり、看病ができていないことはないとはすぐにわかるのですが、ご自身は「十分に看病していなかったのではないか」、「病気に真剣に向き合っていなかったのではないか」という後悔の念にさいなまれていることが多くみられます。

まったく問題がないので、「問題ありません。大丈夫」と毎回のように伝えることが私の仕事になっています。言われて楽になったという人も多いので、本当に辛い思いをしていたのだなと改めて思います。

ちょっと話はそれますが、ご遺族が「自分は看病していなかったのではないか」と言われるのを聞きますと、思い出すことがあります。

映画「シンドラーのリスト」の最後の場面でオスカー・シンドラーが「もっと救えた、この車を売ればあと何人救えた」というシーンと、『六千人の命のビザ』（杉原幸子著、大正出版）で列車が発車する直前までビザを書き続けた杉原外交官が「許して下さい。私はもう書けない。みなさまのご無事を祈っています」と謝っているシーンを思い出します。

一生懸命働いた方々が、自分を振り返るときには「もっと出来たのではないか」という後悔の念が出てしまうのではないでしょうか。

「遺族外来」には現在三つの機能があるように思えます。

一つ目は家族を亡くした悲しみ、亡くした人の思い出が語られる場としての外来です。最愛の家族を亡くして悲しみにくれている人々と悲しみの時間を共にします。亡くなった人の思い出を語る……良い思い出もあれば辛く苦しい思い出、嫌な思い出が語られることもあります。

これらを一つ一つゆっくり語ってもらっています。

家族を失ってから五年以上経過した人も遺族外来に来ます。その頃になりますと、周囲の人からは「立ち直った」と映るようで、「最近元気になったわね」、「新しい人生に向かってね」などと言われることが多いそうです。

ご遺族自身も周囲に合わせて「そうね」などと言ってしまうのですが、実際は悲しみが消え去ったわけではなく、誰かに亡くなった家族のことを話したいとの気持ちに駆られています。

でも、近所の人には大丈夫といってしまった。もう、話せない。身内に話をして心配されるのも嫌……そんなとき「遺族外来」は思い出を話す場所として機能しているようです。

二つ目は患者さんの死後に生じる「トラブル対策」としての役割です。

死後にトラブル？　ご遺族は保護される存在ではないのかとお考えでしょうが、実際はそうでもないのです。

家族を亡くして悲嘆にくれている人に対して追い討ちをかけるような出来事が生じています。

金銭面でのトラブル。

葬儀の席順、花輪の位置が悪いと怒鳴られる。

周囲の人の無遠慮な言葉、「女の一人暮らしは危ないわよ」。

しつこいセールス。

家族を亡くして辛い状況にある人たちに対し、どうしてねぎらいの言葉もかけずに、自分の都合を優先するのだろうと首をかしげたくなることもたびたびです。

法律的な問題を相談されることもあります。ここまで来ると私の範疇外ですが、さすがに「これは相談を受けられない」などと言うこともできないので、友人の弁護士（「困ったときの……」参照）に相談したりしています。

そして三つ目は精神疾患の予防と早期発見・治療です。

配偶者を失った後はうつ病の発症が多くなり、自殺率も上昇することが知られています。

遺族として外来に通っていた人が、突然「電車が飛び込む道具に見える」と訴えたので診察するとうつ病であり、すぐに治療に入ったので症状がよくなったという経験をしたこともあります。

一回忌、三回忌などの節目には精神症状が出現することもあるのであらかじめ伝えておいたりして症状が出たとしても慌てないように準備を重ねます。

外来ではこの三点に注意しながら診療を行なっています。話を聞く、トラブル対策を考える、精神疾患の治療をするなど慌しい中にも慎重さが求められます。

外来を続けていますと、ご遺族は精神的にとても辛い状況にあるが、精神的なサポートを受けることが無いまま経過していることがあること、ましてや医学的な治療を受けることはほとんど無いということがわかってきました。

がん患者さんの治療は大切です。ご家族のケアも大切です。それに加えてご遺族のケアも同じように大切です。しかしながら、ご遺族については、今まで顧みられることが少ないままに経過していました。

がん医療の質を上げていくためには、これまで顧みられてこなかったご遺族に対してもケアを提供することが大切だと思います。ここに焦点を当てることで、患者さん、ご家族に対するケアの質もさらに上がるのではないでしょうか。

遺族外来を始めて八年。ご遺族の悲しみが少しでも軽くなるように地道な活動をこれからも続けていきたいと考えています。

6 章

思うこと

何か変

　がん患者さんの心のケアを専門とする精神腫瘍科外来には、多くの科からの依頼が来ます。

　多くの医師からの依頼がありますので、依頼内容もさまざまです。不安、緊張、落ち込み、様子がおかしい……などなど。

　医師により依頼の書き方もさまざまで、詳しく病状を記載する人から、短い言葉で表現する医師まで本当にさまざまです。依頼状で書いてくる場合が多いのですが、急いでいる場合には電話でも依頼を受けています。

　さまざまな依頼を受けてきましたが、今まで一番印象に残った依頼は、「何か変」という電話の依頼でした。

「なんだ？　この依頼は」と思われるかもしれませんが、この依頼がとても大切なことなのです。

「何か変」について少しお話しさせてください。

ある日、電話がかかってきたので出てみますと、いつも依頼を出してくれる先生が、「大西〜。今日、他の病院から来た患者さんを診察したら、何か変。俺はわかんないけど、たぶん、お前の領域だと思う」と言いますので、不思議に思い、往診に行きました。

往診しますと、依頼した先生の前には落ち着かない患者さんがいます。

患者さんを診察してみました。

落ち着かなくてとても辛そうです。とてもイライラすると言います。

よくよく話を聞くと、足がムズムズするせいで落ち着かなくなっていて、それにイライラする感じが加わっているようで、身体症状と精神症状の両者が認められました。

そこで、投薬状況を調べますと、ある薬剤を投与された後からイライラ感と足のムズムズする感じが出ていることから、薬剤による副作用で、身体症状と精神症状が出現していることが判明しました。そこで、臨床診断は静座不能症（「落ち着かなくて」参照）と考えて薬剤を中止しました。

症状を起こしていると思われる薬剤を中止すると翌日から足のムズムズもイライラ感も軽くなり、数日で消失。患者さんは苦痛から解放されました。

症状が改善した後に患者さんからお話をうかがうと、前の病院で診察を受けていたときからこの症状は続いていたようで、

「あのときは眠ることも出来ずに本当に辛かったですよ」

としみじみ語っていました。

ご家族も、「見ていて辛そうでね。どうしたらよいか本当に困りました」と当時の困っていた様子を語っていました。

ほとんどの患者さんが「もう二度と経験したくない」と言われる症状です。とても辛い時間を過ごしたと思います。

患者さんは症状が消失して安心したようでした。依頼した医師が気づかなければずっと苦しんでいたでしょうから、「依頼した先生が気づいてくれてよかったですね。なかなか気がつかない症状ですから」とお伝えしています。

「処方した医師は副作用に熟知していて、自分で知っていなければならない。気がつくのは当然だ」という考えもあるかと思います。しかし、人間の知識・能力には限界があります。経験にも差があります。完璧を期待することは難しいでしょう。

特に、この患者さんが呈した静座不能症という副作用は症状にバリエーションがあり、ベテランの精神科医が見ても見落としてしまうといわれる症状です。私が診てもわかりにくいものがあることも事実です。

ですから、「何か変」と「依頼した医師が気づいてくれてよかった」のです。

後日、依頼をしてきた先生に対して、気にされていた症状は薬剤の副作用による身体症状と精神症状であったことを説明いたしますと、

「やっぱりそうか。俺の分野じゃないと思ったんだよ」

と、ご自分の臨床の勘があたり、患者さんが楽になられたことに安心されていました。

この後も何回か、その先生に「大西。何か変。俺の担当じゃない症状だと思うよ」と言われて診察に行きますと、その通りで、精神腫瘍医が対応するべきうつ症状、不安症状などの精神症状でした。

素晴らしい臨床の「勘」です。

見事に精神症状を見抜いていました。

「何か変」

短い単語ですが、多くの意味が含まれています。

前にも述べましたが、がん患者さんのうち二割から四割の患者さんが抑うつ・不安に苦しんでいます。しかしながら、精神腫瘍科に併診が来るのはごく一部です。これはわが国だけの問題ではなく、世界的にその傾向があるようです。

「がん患者さんへの心のケア」が声高に叫ばれていますが、心のケアの普及を遅らせている要因のひとつとして、医療者における精神症状の見落としがあります。患者さんの不安症状、うつ症状などの精神症状の多くが見落とされているのです。現実には治療が必要な精神症状の半数以上が見落とされているといわれています。不安・うつなどといえばすぐにわかりそうだと思いますが、じつはそうではないのです。

重症であればわかるが、軽症が多いからだとの考えもありますが、重症でも見落とされていることが臨床的な研究からわかっています。

この状態を改善すべくさまざまなスクリーニング方法が考えられています。それでも問題が解決したわけではありません。

見落としてしまうという医療者側の意識の問題がある限り、スクリーニングを行なっても見落としを少なくするには不十分でしょう。

問題を解決するためには、医療者自身の意識改革が必要で、「この症状は精神症状かも？」と医療者が気づくことなのだと思います。

単純なことですが、単純なゆえ達成は難しいかもしれません。

私たち、精神腫瘍科は患者さん本人の自発的な申し出があるか、医師が「この症状は精神腫瘍科で対応する症状」と考え、依頼があったときだけしか患者さんを診察することは出来ません。身体を担当する医師をはじめとした医療スタッフが精神症状に気づかない限り、治療を行なうことは出来ないのです。

ですから、身体の治療を担当する医療スタッフが精神症状に関する知識を持っていることは大切なのですが、それだけでは不十分なのです。

「何か変」

この気づきこそが大切なのです。

がんを扱う医師にとっては、患者さんの訴える症状を「転移」、「がんの進行」と捉えてそのままにしてしまうことも多いのです。ですから、内科的、外科的にいくら考えても説明のつく症状ではないとき、無理やり「転移」、「がんの進行」に結びつけてそれで終わり、という医師がいても不思議ではありません。せっかくの治療の機会が失われてしまいます。

ですから、説明がつかないときに「何か変」と気がつくのはすごい能力だと思います。

この先生は精神科医ではありませんが、がん患者さんの心の状態も常に考えているから「何か変」と気がつくのでしょう。

「何か変」

こう気がつく医療者が増えることで多くの患者さんが救われると思います。

私は、依頼をしてもらうときに多くの情報を要求することはしません。ただ、併診してくれるだけでいいと思っています。

「何だかわからないけど、おれの分野じゃない」

「何か変」

これだけで十分です。


依頼を受ければ、私たち精神腫瘍医はしっかり診察し、精神医学的な診断を行ない、治療方針を立て、内科・外科系の先生に情報をフィードバックします。

私どもの情報のフィードバックを用いて、内科・外科系の先生はおかしいと思う臨床的な感覚をさらに磨いていくことが出来るようになります。いい循環が始まります。

このような循環が生まれることでよりよいがん医療が展開されることを願っています。

臨床的な気づき。大事にしたいと思っています。

「おれ、あと五年、生きられるかな？」

高校時代の友人をがんで失いました。藤田和彦さん。享年三八。

厚木高校男子バスケットボール部の同期で、大学卒業後は中学教師となり、教育と中学生のバスケットボール指導に情熱を燃やし、同じ高校の女子バスケットボール部のキャプテンだった由美子さんと結ばれ、幸せな生活を送っている途中に悲劇が起こりました。

「おれ、肺がんになったんだよ」

高校バスケットボール部同僚の結婚式で同窓会のような雰囲気の中、久しぶりの再会を喜んでいる最中での彼からの言葉にびっくりしました。

彼は言葉を続けます。「検診を受けたら四センチ位の肺がんが見つかって手術したんだけど取りきれてよかったよ」と。しかし、四センチといえば既に早期がんでないことは精神科医の私でもわかります。取りきれたといっても再発の危険性は？と心の中では不安がよぎったものの、なんとなくそのままになってしまいました。

約一年後、妻の由美子さんから「反対側の肺にがんができて内視鏡で取ったの」という連絡が入ったので急いでお見舞いに行きました。病室で会った彼は比較的元気でほっとしましたが、反対側の肺にがんができることは良い兆候ではありません。「何で俺ばかりこうなるんだろう」と彼もさすがに不安そうでした。

がんは手術で取ったものの、しばらくして骨と脳に転移してしまいました。再発の知らせは私たちの耳にも入り、高校時代のバスケット部同僚で何とか彼と奥様を支えようと激励会を開くこととし、彼の家族を招待しました。

激励会の席は藤田君の地元で行ないました。化学療法後で脱毛はしていたものの、比較的元気な姿に皆ほっと一息。長男、長女さんは大人ばかりの席でありながらも礼儀正しく、次男でダウン症の誠くんが出席者一人ひとりの頭を優しくなでて回ったのをみて、病気の身でありながらも子どもさんに良い教育をしているのだなと感心した記憶があります。

会がおわり、藤田さんの家族が帰宅した後で会に集まった同僚たちが質問します。

「元気そうじゃない。あとどれくらい大丈夫なの？」

既に、脳、骨に転移しています。化学療法、放射線療法を受けてもがんを治すことは期待できません。病状を聞いて残された時が少ないことはわかりましたので、

「今の病状だと予後は半年ぐらいだろう。肺炎などの合併症があればもっと短くなる」と答えました。これを聞いた同僚は「信じられない」と涙ぐんでいました。

私が医師であることから、次回に彼が入院したとき最初にお見舞いに行き、その様子を伝えて欲しいと皆に言われていたので、入院の知らせを聞いたときまず最初にお見舞いに行きました。

入院先は国立がんセンター。お見舞いに行くと彼は笑顔で迎えてくれ、応接室で話し始めました。彼はがんが脳、骨盤、肋骨などに転移していること、放射線治療を受けていることなどを話した後、突然質問してきました。

「大西。おれあと五年生きられるかな？　子どもたちのことも心配だし、もう少し面倒をみてあげたい」と。

三人の子どものお父さんでもあります。いちばん下のお子さんは今度小学校一年生ですが、ダウン症を抱えています。自分の病気も心配でしょうが、子どもたちのことも心配になのです。でも、五年は……。

五年生きるということは、肺がんが完全に治ったということを意味します。既に脳と骨に転移があり、放射線、化学療法も効きにくくなっています。奇跡が起こらない限り五年生きるということは考えられません。

残された命が半年程度しかないだろうということがわかっていてお見舞いに来ました。ですが、お見舞いは医師としてではなく医師の資格を有した友人として来ています。主治医がどう話しているのかも知りません。ご家族のご意向も知りません。聞いておけばよかったのですが、こういう質問がくるなどそこまで頭がまわりませんでした。ここで真実を伝えてしまったら越権行為になるのでは。主治医、ご家族に迷惑をかけるのでは……、逃げた方がいいよ……、などと頭の中をさまざまな考えが駆け巡ります。

しばらくおいて、「こればっかりはわからないよ……」と、うそをついてしまいました。一瞬彼の顔が曇ったのがわかりました。大西は本当のことを言っていないと。その後はどういう話をしたのか良く覚えていません。ほっとした感覚と、大体のことをよく知っていながら本当のことを言わなかった後悔の念が入り混じった感情を持ちながらそそくさと病院を後にしました。

この後何回か彼と会いましたが、この質問が出てくることはありませんでした。

半年後、彼は三人のお子様と奥様を残して天に旅立ちました。葬儀には多くの生徒さん、保護者、友人が詰め掛けて彼の死を嘆き悲しんでいました。

やりたいことがたくさんあったでしょう。無念だったと思います。

患者さんから「私はどうなるの？」と聞かれて答えに窮してしまったという訴えをご家族からよくうかがいます。特に患者さんに対して余命が伝えられていない場合などでご家族が苦悩されることが多いようです。

医療の世界ではそのような場合、「傾聴」、「共感」そして「受容」という言葉が良く使われます。患者さんやご家族の悩みをよく聞いて（傾聴）、その立場に共鳴し（共感）、受け入れる（受容）ということです。

悩みは、自分自身の悩み、ご家族の悩み、他人の悩みに分けられ、それぞれ、一人称、二人称、三人称の悩みと言われています。がん患者さんの悩みはご本人の悩みですから一人称の悩み、ご家族の悩みは「ご家族と患者さんの関係」ですから二人称の悩みで、私が病院で患者さんやご家族から聞いている悩みは「第三者の私と患者さん（またはご家族）」の関係ですから三人称の悩みに入ります。

ご家族からそのようなことをうかがうと、大変なことだということはすぐにわかりますので「それは大変ですね」と「共感」しながら聞いていたつもりです。

ところが、自分で経験すると「それは大変ですね」どころではありません。答えに窮してしまい、しどろもどろになり、「助けてー」という感じでした。私は、患者さん、ご家族の悩みをうかがって共に解決の方向を探るのが仕事です。多くの場合三人称で考えているのです。ですから、「俺、お前」の関係である友人という二人称に近い世界での質問を受けて困ってしまったのです。

あらためて、当事者の身になって考えることの難しさを感じると同時に、ご本人、ご家族の苦悩がいかに大きいか、それに答えられていない自分に気がつきます。

でも、もう一度自分にこの状況がきたらどうしましょう。まだその答えを見つけられずにいます。本当に難しい……。

患者さんを理解する

今まで千人以上のがん患者さんを診察、治療してきました。精神科医としての経験は二〇年以上、がん患者さんを中心に診察して一〇年以上経っています。

では、問題です。

「私は患者さんの心がわかるでしょうか?」

ベテランの精神科医だし、患者さんも数多く診ている。患者さんの心がわかる医師かもしれないとお考えでしょうか?

答えは「NO」です。

患者さんの心はわかりません。

わからないということが正直な答えだと思います。

ここでは「患者さんの心がわからない」こと、そしてその中でどのようにして活動しているのかについて述べさせてください。

専門でやっているのに、わからない。長いことやっているのに、わからない。それなのに診察と称してお金も取っている。ずいぶん冷たい奴、鈍い奴だなと思われるかもしれません。

私自身がん患者さんの診察を始めて最初のころは患者さんのことがわかるかもしれないという淡い期待を抱いていました。

でも、数多くの患者さんの診察を重ねてゆくにつれて「患者さんの心を理解する」ことは難しいと思うようになっています。

何故でしょうか?

数多く診察すれば理解が進むはずなのに……。

確かに理解は進みます。でも理解はできません。

なぜかというと、がん体験は私自身の体験ではないからです。

患者さんはご自分の出来事としてがんを体験しています。これを〝一人称の体験〟といいます。

ご自分ががんにかかり、自らの「生命」、「死」を強烈に意識します。ご自分が手術を受け、化学療法、放射線を受けるのです。

そこには患者さんでなければわからない悩み・苦しみがあります。

また、患者さんには今までに歩んできた人生というものがあります。多くの経験から層を重ねるようにして構成された患者さんの人生はそれぞれであり、これも一人称の体験です。この人生経験もがん体験に微妙な影響をおよぼすのですが、一人称の体験というものは、他人が理解することはできないのです。医療者が出来ることは患者さんの「生活史」を聞いてその輪郭を確認することだけです。


私は患者さんでもなく、ご家族でもありません。手術は受けません。化学療法は受けません。放射線も受けません。身内として看病もしません。歩んできた人生も異なります。患者さんからがんに関連した悩み・苦しみの相談を受けることが仕事です。専門知識のある医療者として、第三者的にがん患者さんと数多く接する経験をしているのです。これを

〝三人称の体験〟と言います。

患者さんの訴えることは事実としてはわかります。しかし、それは第三者としてわかるというもので、患者さんそのものを理解したというわけではありません。

患者さんの悩み・苦しみは私が第三者として捉えているよりも、もっと深いところにあります。

ですから、私がいくら多くの患者さんを診たといっても病気の真の理解というものはできないのです。

がん患者さんに向かって「私はあなたのことがわかる」と言いません。言うこと自体、失礼になることもあると考えています。

「がんになってはじめてわかったことがある」と多くの方々が講演や手記で述べられています。がんになったときに感じられる苦悩、「死」の恐怖、「生」へのいとおしさ、これらは一人称で体験したものでなければわからないと語られています。

まさにそのとおりだと思います。

特に「死」という現実が目の前に迫ってくるという点。私のような第三者では理解不可能なのではないかと考えています。

私にもいつか「死」は訪れます。しかし、それはいつか訪れるという程度のもので、現実に迫っているものとは感じられていないのが現状です。

すると、こういう疑問が湧いてきます。

「患者さんのことが理解できない……では一体、大西は何をしているのだ？」と。

患者さんのこと、一人称ではわかりません。

二人称でもわかりません。家族ではありませんから。

私は三人称で患者さんを診ています。ですから、三人称でわかろうと努力するしかないのです。

患者さんはがんになったことでとても苦しんでいます。

私はがんではありません。患者さんご本人でもありません。ですから、患者さんの抱える深い心の苦しみまでには到達することができません。でもがんの心のケアに関する専門職です。私に出来ることは患者さんの話を一生懸命聞いて、どこに苦しみがあるのか、どこに問題があるかを探り、その苦しみを解決するにはどうすればよいのか一緒に考えてゆく。患者さんが悩んでいると思われるところに焦点を当てる、患者さんの悩みと私の理解の方向がなるべく近くなるようにする作業を繰り返します。この作業の中で患者さんに心の余裕が生まれ、ご自分を客観的に見つめる余裕ができたときに精神的な安定が生まれるのではないでしょうか。それでも辛くて患者さんが自分を支えきれないときは下支えを行なう、うつ病など精神科的な病気の部分があればその治療を行なう。私にできることはこれだけです。

三人称で患者さんをわかろうと努力する際には、患者さんの考えている心境はどうなのかイメージを作成しながら診察を進めていきます。自分に置き換えて考えてみることもあります。そういう場合は三人称よりも近いところで診ていると思いますが、直接的な体験ではないという点で、一人称になりきることはできません。

患者さんに「先生にわかってもらってよかった」と言っていただけるときは、患者さんが感じている悩みの方向と医療者が「患者さんの悩みはここなのだろうか?」と感じる方向が一致に近くなったときなのではないでしょうか。たとえ深さはおよばないにしてもです。

現在も月に二〇人ほどの方々が新しい患者さんとして精神腫瘍科の外来に訪れます。数多くの患者さんを診れば診るほど第三者としての医療者の限界を感じることも事実です。患者さんの理解は不完全です。理解はできません。でも、出来るところまで患者さんの理解を進め、患者さんの抱える深く苦しい苦悩の一端でも理解できるように毎日の診療を続けています。でも、このような地道な作業を続けていくうちに理解の一端が少しずつ大きくなって、深い苦しみの理解が進み、その結果として患者さんが少しでも心穏やかに過ごせるようになればと願っています。

患者さんの理解。大きな課題です。

ドアを開ける

診療では患者さんの話を聞くということが大切なのですが、それよりも大切なことがあると考えています。

私はある本より学びました。

『ユダヤ人を命がけで救った人びと――ホロコーストの恐怖に負けなかった勇気』（キャロル・リトナー、サンドラ・マイヤーズ編、食野雅子訳、河出書房新社）という本です。

この本は、第二次世界大戦中、ナチスに追われるユダヤ人を個人、または集団の力で救い出した記録集です。ナチスの手よりユダヤ人を救った人としては、「シンドラーのリスト」オスカー・シンドラー、「命のビザ」杉原千畝、スウェーデンのワレンバーグが有名ですが、この本に出てくる記録は一個人としてユダヤ人を救った記録として貴重なものがあります。

救出の方法は、家宅捜索に来たナチスの兵士に酒を飲ませて酔わせて帰したもの、集団で脱走のルートを作ったものなどさまざまな方法が書いてあります。当時、ユダヤ人をかくまっていることがわかれば殺された時代です。傍観することもできたはずです。本当に勇気のある行動だと思います。

本の中で、エリ・ウィーゼル（文筆家、アウシュヴィッツ収容所の生還者、ノーベル平和賞受賞者、著書に『夜』などがある）はこう述べています。

「覚えていてほしい。人命を救うのは難しいことではないのだ。見捨てられた子どもに情けをかけるのに、雄々しくなる必要も夢中になる必要もなかった。ただドアを開けるだけ、パン一つ、シャツ一枚、硬貨一枚、投げてやるだけでよかった——同情するだけで」

ドアを開けるだけ、パン一つ……。

がん患者さんの心のケアと第二次大戦中のユダヤ人救出……比較としては考えにくいかもしれません。しかし、がん患者さんの心のケアを仕事として行ない、ユダヤ人救出の本を読んでいると、「自分ではどうにもならない力に圧倒されて本当に困っている、死が待ち受けている可能性がある」という点では両者に共通項があるように思えて仕方がないのです。ですから、第二次世界大戦当時、ユダヤ人を救った人々、それも個人レベルで救った人たちの考え方や行動はがんに苦しむ患者さんに対する援助の規範として現代に通じるものがあるのではないかと考えています。

いつアウシュヴィッツに送られるかわからない、捕らえられれば死が待っている……、このような極限にまで追いやられた状況にある人々に対して、当事者であるエリ・ヴィーゼルが必要であると強調しているのは「ドアを開けるだけ、パン一つ」なのです。

話をじっくり聞くとは言ってません。

何を意味しているのでしょうか？

私自身、このことは「困っている人々に対して傍観することなく、何らかの行動をその場で起こそう」ということなのであると解釈しています。

ですから、同じように生と死の淵に立たされ困っている患者さんに対しては、まず「ドアを開ける」ことこそ大切である。このことを忘れないようにしたいと考えています。

診療に関して「ドアを開ける」というのは、患者さんが困っていると感じたときに、なるべく早い対応を心がけるということではないかと考えています。

先日、すい臓がん手術後に再発、化学療法を受けている患者さんと話をしていますと、「先生、外来待合室で化学療法の順番を待っていると、みんなじっとしていて、あたりがとても暗い雰囲気なんです。でも、誰かが話し始めるとその場がパーッと明るくなります。私は誰かと話がしたい。自分でも死ぬのはわかっている。でも、誰かと話をしたいのです。そういう機会をつくって欲しい」

との訴えが出てきました。

とても穏やかな患者さんですが、その訴えには真剣な思いがこもっていました。

何人かの患者さんが集まって話をしたり、病気とその対処法について学ぶことは「集団精神療法」と呼ばれています。アルコール依存症などでは有効な治療法ですが、がん患者さんでは精神的な負担を軽減するのに有効であることが知られています。患者さんが訴えた当時、私たちのところでは行なっていませんでしたが、将来的に行なう計画はありました。ただ、「勉強して半年か一年あとにでもできればいいかな」という程度のものです。

集団精神療法について私たち医療者が学んでから実践することはとても大切です。しかし、患者さんの訴えを聞かないでそのままにしておいて、半年か一年後に準備を整えてから行なう集団精神療法に意味があるでしょうか？　患者さんの訴えは「誰かと話がしたい」ということです。何人か同じような希望のある患者さんはいるに違いありません。私たちが患者さんの教育をすることではない。であれば、すぐに始めても大丈夫であろう。逆に、始めないと自分たちの姿勢が問われると考え、「もう一人希望者がいれば始めましょう」とお伝えしました。

その後、外来に来た患者さんたちに「これから、がん患者さん同士が集まって話をする外来をつくりますが、そういう外来に参加する希望がありますか？」と尋ねたところ三名の患者さんが応じてくださりました。全部で四名の患者さんが集まってくれることになり、患者さんの訴えを聞いてから一カ月程で患者さん同士が話す外来を始めることができました。外来では患者さん同士の話し合いが中心なので「グループ外来」と名づけています（これは当科の和田芽衣心理士が命名してくれました）。

患者さんたちは同じがんという病気を持ったもの同士でなければわからない悩み、辛さなどを共有することで一体感のある話し合いだったと思います。

私のしたこと？　患者さんたちにお茶とおせんべいを出して、その後は患者さんの話を聞きながらおせんべいを食べていました。

一回目の「グループ外来」が終わった後、会計を終えて帰宅する患者さんの顔が嬉しそうだったのがとても印象的でした。

後日、患者さんに「グループ外来」の感想を聞いてみたら、「先生はあのとき、すぐに願いを聞いてくれたからよかった」と述べられていました。

外来では、「グループ外来」を始めるという患者さんの願いに応えただけです。でも、そのことが、「ドアを開ける」ことであったのかもしれません。

患者さんの困っていることに即座に焦点を当て、「ドアを開ける」。がん患者さんの心のケアに欠かすことはできないと改めて学びました。

静寂

私は元々精神科医です。一般的に精神科医は病気による「死」に接することは多くはないのですが、がん患者さんの精神医療に関わる仕事をしていますと患者さんの「死」に接する機会が多くなります。

ですから、患者さんのご臨終に立ち会うことも多くなりました。

人間の「死」は、

① 心停止

② 呼吸停止

③ 対光反射（目に光を当てて、瞳孔が収縮する反射のこと）消失

で確認されます。

患者さんのご臨終に際しては、患者さんとご家族にご挨拶をし、心停止は脈拍のないことを指と聴診器で確認し、呼吸が止まっていることを自分の目と聴診器の音で確認し、そして対光反射がないことをライトを目にあてることで確認して「○月×日、△時□分、永眠されました」とご家族にお伝えします。

死亡確認の際集まってきたご親族はさまざまな形で悲しみを表現しています。黙って死亡確認の様子を見ている人、すすり泣いている人……。

今までに数百人の患者さんのご臨終に立ち会い、胸に聴診器をあててきました。心臓の音はしません。呼吸音もありません。

しかし、亡くなった患者さんの胸から聞こえてくる音があることに気がつきました。

「静寂」です。

何も音がしないというのではなく、静かな「音」があるのです。

患者さんが元気なとき、聴診器を胸にあてますと規則正しく力強い心臓の鼓動、きれいな呼吸音が聞こえてきます。聴診器からは生命の活動が聞こえます。

がんが進行して肺炎などを合併してくると、きれいな呼吸音は失われ、痰《たん》の絡んだような音が聞こえてきます。聴診器から聞こえてくる音が身体の異常を反映します。

人生が終焉を迎えてきますと、呼吸音は弱くなり、心臓の動きも不規則で弱くなってきます。聴診器から聞こえてくる音にも生命活動が終焉に近づいたことが反映されるのです。

そして、人生が終わりを告げ、この世から一人の人が去って行くとき、「死」という事実を告げているような音があります。それが静けさという音なのです。

「死」が確認されるとき、身体から聞こえてくる音、本当に静かです。

患者さんにより、死はさまざまな形でやってきます。

呼吸が苦しかった人、眠るように亡くなった人……。

しかし、亡くなった後で聞こえてくる静けさは同じです。

よく生き抜いたというか……立派に人生を歩んだというか……。

そういう音が身体の中の静けさとして聞こえてきます。

静けさが聞こえる身体から聴診器を離し、ご臨終をお伝えし、「本当によく生きてくださいました」と思いながら、時にはその思いをご家族にお伝えし、最後に一礼して患者さんの部屋を後にします。

がん患者さんに対する心のケアが広がるために

今まで、がん患者さんの心の状態、がん医療における心のケアの必要性、そして私たち「精神腫瘍医」の仕事について紹介してきました。

がん患者さんの約半数に精神医学的な診断がつくこと、精神症状は患者さんにとって苦痛であり、正しい治療選択の妨げになること、医療者の状況判断の妨げになること……。

これまでの説明でがん医療には精神科的なケアが必要であることがおわかりいただけたかと思います。

しかしながら、わが国においてすべてのがん治療病院に精神科医が勤めているわけではありません。精神科医のいない病院も数多くあります。むしろ私ども埼玉医科大学国際医療センターの方が例外でしょう。

がん医療において、痛みの治療と精神科的な治療は他の分野に比較すると遅れていることとも事実です。そこで、この問題に関しては国を挙げての取り組みがはじまりました。その基本となるのが二〇〇七年四月に施行された「がん対策基本法」です。この法律によって、医療者は痛みのコントロール、心のケアを行なうことが義務となり、「痛みのコントロールはわからない。心のケアもわからない」とはいえなくなりました。

この法律の中には専門性をもった医療者の育成の必要性、および全国どこでも同じような医療が受けられるようにすることも盛り込まれています。近い将来には全国どこの病院にいっても、がん医療の専門家がいて、同じようながん医療が受けられる日が来ると思います。

学生に対する教育も始まっています。がん患者さんの心のケアに関する講義を医学生に行ないますと、学生もとても興味を持って聞いてくれます。学生の反応もとても良いので、近い将来学生時代よりがん医療での心のケアを学んだ医師が臨床の第一線で働くようになると思います。

少なくとも将来はです。

しかしながら、ここまで来るには幾多の「苦難の歴史」があったことも事実です。

痛みがあっても「我慢しろ」と言われた患者さん。

痛みを取ってもらえないまま亡くなられた患者さん。

うつ病の苦しみが誰にも理解されないまま亡くなった患者さん。

思いを誰かに話したいのに、聞いてもらえないまま亡くなられた患者さん。


現在の医療はこのような事実が明らかになるにつれて生まれた「もう繰り返さない」という患者さん、ご家族、ご遺族、そして医療者の思いの結晶でもあると思うのです。

決して忘れてはいけないことです。繰り返してはいけません。逆戻りしてはいけません。


今後、がんを取り巻く医療環境はより良いものとなっていくでしょう。それに伴い、心のケアも良いものになると思います。

しかし……。

十分な心のケアを受けることなく、苦しみながら亡くなっていった患者さんたちのことは忘れてはいけないと思っています。

この方々の苦難の歴史が現在のがん医療における心のケアに関する基礎となっているのです。

心のケアを充実したものとするにはさまざまな方策が必要でしょう。社会のこと、制度のこと……。

でも、その礎となるものは、患者さんたちに二度と苦しい思いをさせないという思いを持ち続けることなのかもしれません。

もう、繰り返さない。

この思いを持って、これからも診療をつづけていきたいと考えています。

7章

精神的成長

折れた心、そこからの再生

がんの再発。がんの診断時よりもストレスの大きな出来事と言われています。再発は、今まで受けてきた治療が効かなかったことを意味し、一部のがんを除いて治癒は期待できません。命に限りのあることを突き付けられる時でもあり、精神面への影響は計り知れません。体調が悪化してゆく中、どのようにして心を立て直せば良いのでしょうか。

ここでは、がんの再発を告げられた女性患者さんの話を通して、再発がんからの再生についてお話ししたいと思います。

伊東和代さん（三〇代、仮名）。二人の小学生の子どものお母さんです。夫と子どもに囲まれ幸せな生活をしていたのですが、下の子どもが四歳の時、胸にしこりを見つけ、病院で検査をしたところ結果は乳がんでした。今まさに子育てという時期にがんの診断は辛い出来事でしたが、自分のため、そして家族のために手術と抗がん剤治療を受けます。抗がん剤治療の時は身体の辛さに加え、脱毛の辛さもありましたが、持ち前の頑張りで乗り切っています。

治療経過は順調でしたが、手術後三カ月経った頃から眠れなくなり、気力も低下したため看護師に相談したところ、専門家の援助が必要との判断で、私の外来受診となっています。

精神腫瘍科初診時の伊東さんは活気がなく、目の前のことにも集中できる状態ではありませんでした。不眠や自責の念にもさいなまれていました。自分が病気になったことで、家族に迷惑をかけていると思っていたのです。

本人に対し、心と身体を休ませるために休養が必要と伝えたところ、彼女は指示通りに休んでくれたので一カ月ほどで気持ちの辛さは改善しています。

ところが、

「骨の異常を指摘されたので、PETと超音波検査をすることになりました。夫のこと、子どものことも心配です」

検査で骨に異常が見つかったのです。その状況で、家族の心配もしていましたが、

「もう家に帰って布団で眠りたいです」

再発の疑いで心も再び辛くなっていました。

半月後、骨の異常は転移であることが判明し、その事実と再発治療の開始が伊東さんに

伝えられました。その直後に精神腫瘍科の外来にやって来た彼女は、

「今日は覚悟してきたので落ち着いています。やるべきことをやっていくしかないと思います」と今後の対応への決意を述べる一方、

「ただ、家族に迷惑をかけるのが辛いです」

家族に対する自責の念も再び現れていました。

がんの初期治療が終わったばかりの時点で骨転移の診断です。ショックが大きいのは無理もありません。今後も、支援を続けると伝えました。

翌週の外来。診察室に入って来た彼女は元気がなく、うつむいたまま。

「情報処理がついてゆきません」

再発のショックで混乱し、考えがまとまらないようでした。

「人と会うのが辛い。他人との当たり前の会話さえもきつい。保育園の送り迎えでもそう感じます」と、再発の辛さを述べる一方、

「ただ、このままではいけない。少しずつ前を向いてやっていこうと考えています。無理してまで持ち上げる必要はないとは思っていますが」

辛さの中で、生きるために何が必要か必死で考えていました。

この状況で私に出来ることは患者さんと辛い時間を共有すること、話を聴いて理解する

こと、そして継続して診察することです。彼女の話を聴いた後で、今は無理をすることはない、これからも診察を継続すると約束して、その日の外来を終えました。

一カ月後の外来。診察室に入って来た伊東さんは、前回よりしっかりとした顔つきです。

「この一カ月、いかがでしたか」

「いろいろ考えたんです」

うつむかず、私の方を向いて話し始めます。

「再発までは、完治する、がんと闘う気持ちでした。だから、転移した時はがんに負けたと思いました。けれど、負けるとはどういうことかともう一度考えてみたのです。そうすると、がんに負けるとは、治った、治らないでなく、自分の無気力、無関心、自分の人生に希望が持てなくなることだと思いました。その部分ではまだ負けていない。心まではがんに冒されていないはず。なぜなら……」

彼女は続けます。

「夏祭りの時、二年生の子が、くじ引きで当たりを引きました。目の前には、景品としてポケモンのステッカーがたくさん置いてあって、本人はそれが欲しかったはずなのに、彼がとったのは……私のための化粧ポーチだったのです」

抗がん剤治療で脱毛した母親への、子どもとしての精一杯の思いやりを目の当たりにしたのです。

「自分の奥深くで魂が揺さぶられる感じがありました。病気になったぐらいで不幸ではない、大切な人と大切な時間を過ごせる自分は不幸ではないと思いました。私、かわいそうな人ではない。心を保つよう努力することが病気に負けないことだと思います。相手を思いやる気持ち、大切にする気持ちを常に考えられる人であることが病気に負けないことなのだと思います」

そして、最後に、

「折れた心って再生するんですね」

彼女の心はがんの再発という衝撃的な出来事から脱し、再発したがんを抱えながらも生きてゆくための心の再生が始まっていました。

しかし、ここまで来る道のりは平坦ではありませんでした。再発を知った時の彼女はかなり落ち込んでいたことも事実です。

では、なぜここまでに至ったのか。

乳がんになった当初の彼女は、病気に対し「完治」することが勝つことだと考えて治療を受けていました。ところが、初期治療が終わった時点で再発が判明し、病気に勝つことが出来なくなり、気持ちも落ち込んでしまいました。

ところが、彼女はその時点で「がんに勝つこととは何か?」と、もう一度考えています。そして、考え抜いた結果が、「心を保つよう努力することが病気に負けないことだと思います。相手を思いやる気持ち、大切にする気持ちを常に考えられる人であることが病気に負けないことなのだと思います」という発言だったのです。これは、彼女ががんになり、かつ初期治療後にすぐ再発するという衝撃的な出来事に苦しんだ結果として生じた魂の成長だったのだと思います。また、彼女の成長を後押ししたのは、家族、夫の援助、子どもさんが母のための化粧ポーチを選ぶという思いやりを示したこと、そして医療者の援助ではないかと考えています。

伊東さんは今も抗がん剤の治療を続ける一方で、母親として子どもの世話にも明け暮れています。子どもさんにも病気の事実を伝えたので、彼らも母親の病気を理解した上で、お手伝いをしてくれたり、学校の勉強にも励んでいるようです。もちろん、夫も彼女を支え続けています。

最近の伊東さんですが、がん患者さん同士の話し合いの会(集団精神療法)の席で、次のように話していました。

「がんになって良かったとまでは思いませんが、すごく落ち込んでいる人がいたら『そんなに悪いものでもないよ』と伝えたいです。いろいろな病気を持っていたり、突然亡くなる人もいます。人の一生の中で、限りある生のことを考えられるところにいる自分は恵まれていると思う。最初は家から出たくない、この人生早く終わらないかなと思う時期もありましたけれど、いろいろな人に支えられたり、共に過ごす時間のありがたみを知ってから、人生の見方が変わりました。今まで当たり前のように通り過ごしてきたことが、ふと心に引っかかるように変わったのです。そういう意味では、がんになるのはそんなに悪くないと思いました。一人の患者として、こういうふうに思う人もいることを誰かに伝えられると良いなと思います」

自分ががんになった時、ここまで考えることが出来るか分かりません。しかし、ここまで出来る人がいるということは、自分たちにも出来る可能性が秘められているのだと思います。

再発という精神的に最も辛い状況でも、人間には精神的に成長する可能性があるのです。私たちも彼らの生き方を見習い、成長を目指して生きる必要を感じます。

苦悩の中から生まれた精神的成長——不運だったが不幸ではない

臨床の現場に出ていると、忘れられない出来事に出会うことがあります。

田口孝子さん（五八歳、仮名）。子育ても終わり、ゆったりとした日常を送っていました。趣味は韓流ドラマを見ること。ところが五四歳の時、腹部膨満と便秘が続いたため検査を受けたところ、大腸がんの診断を受けます。さらに、がんは肝臓にも転移していました。五〇代前半でがんになったことはショックでしたが、彼女は諦めずに化学療法や手術を受けます。しかしながら、病状は進行し、肺や骨、そして腹膜にまで転移がひろがってしまいました。そのため、これ以上の抗がん剤治療を続けることは難しいとの判断となり、緩和医療が中心となっていました。

治療中に気持ちが辛くなったことから、精神腫瘍科を受診。診察の中で他の患者さんと話したいとの希望があり、再発がん患者さんを対象にした集団精神療法に参加することになったのです。この治療法は、再発がん患者さん、つまりがんが取り切れず身体に残って、命が限られた患者さん同士が集まり、臨床心理士と精神科医の同席のもとで話し合いを重ねるものです。その中で、生きる意味を探ってゆきます。参加者に隠し事はしません。亡くなった患者さんがいれば、その事実を正直に伝えています。

ところが、参加した田口さんは辛さのあまり、司会の石田真弓心理士が彼女に意見を求めても泣いてばかりいて何も言えない状況でした。しかし、何回か出席するうちに打ち解けてきて、他の患者さんの意見に耳を傾ける一方、自らの病状や気持ちの変化を話せるようになりました。ただ、病状は進行し、体力は徐々に低下してゆきました。でも、それに反するように気力が充実してきたのです。

そして、数カ月後の集団精神療法の席で、自らの心境について語り始めました。

「がんという病気になって治らない。この悔しい思いは、みんな同じだと思います。でも、なった以上は仕方がないので、その事実を受け止めなければいけないと思っています。この病気になる前、私は普通の主婦でした。家事をしてしまえばあとはすることがなく、好きな韓流ドラマを見て泣いたり笑ったりしていました。そしてその生活がずっと続くものだと思っていたのです。その矢先にがんになり、治らない状況になり、精神的にとても辛くなって苦しみました。でも苦しんだ結果、精神的に強くなることが出来ました。ここで素晴らしい仲間に出会うことも出来ました。そして私の周りには幸せなことがたくさんあるんだと気づくことも出来ました。その思いは今でも変わりません。病気になっていなかったら気がつかなかったことだと思います。自分の人生は、この病気を経験したことでとても深くなったと思います。だからこの病気に感謝することもある。悔しいですけどね」

その上で、彼女は次のように語ったのです。

「自分がこの年なのに病気で亡くなることは不運だったかもしれないが、自分の人生は不幸ではありません」

私は、この話をご本人の目の前で聞いていたのですが、感動のあまり身震いがしました。それと同時に次のような考えが浮かんできたのも事実です。

「どうして、がんの末期なのに不幸ではないと、自分の周りには幸せがたくさんあると言い切れるのだろう」

その後の彼女は、集団精神療法の席上で積極的に発言し、気持ちが辛くなっている患者さんがいれば慰め、このグループの精神的リーダーとなっていきました。この発言から半年後に亡くなったのですが、その知らせを受けた他の患者さんが「彼女の遺志を継ぐ」と語っていたのが印象的でした。それほどまでに周囲に良い影響を残し、この世を去られたのです。

田口さんの精神は、私の精神のはるか上を歩んでいる様でした。とても真似できるようなものではありません。

自分の状況を嘆き、泣いてばかりいた終末期患者さんが、どうして「自分の人生は不幸ではない」と言い切れるようになり、思いやりが深くなったのか。

「心的外傷後ストレス障害」という言葉をご存知でしょうか。「ＰＴＳＤ」と言った方がピンとくるかもしれません。これは、事件や事故、災害など大きなストレスのかかる出来事に遭遇した後に、その出来事の様子が自分の意思とは無関係にフラッシュバックしてきたり、その出来事を思わせるきっかけ等で恐怖を感じてしまう疾患です。これらの症状のために日常生活や職業上で著しい支障が認められた時、ＰＴＳＤと診断します。がんになった人でも、生命の危機に直面した結果、ＰＴＳＤを発症する人もいます。

しかし、がんになってもＰＴＳＤにはならず、逆に精神的に成長する人がいることも知られていました。田口さんがその典型です。がんに罹患し、生命の危機に瀕しているのにもかかわらず、心の内面は素晴らしい成長を遂げています。

このように、辛い出来事の後でも心の成長が起きることは、「心的外傷後成長」という概念として知られています。この概念は心理学者であるテデスキ（Tedeschi）とカルホーン（Calhoun）によって提唱されました。「危機的な出来事や困難な経験との精神的なもがき・闘いの結果生じる、ポジティブな心理的変容の体験」（Tedeschi RG　et al. *Death*

Stud. 2008 Jan;32(1):27-39) と定義されています。
もう少し定義の内容を見たいと思うのですが、成長が起きるには三つの段階が必要とされています。
①危機的な出来事や困難な経験
ここでは、がんという病気に罹患し、生命の危機に直面することを示しています。
②精神的なもがき・闘い
困難な経験をすることで、悩みや苦しみが襲ってきます。
③その結果として生じる、ポジティブな心理的変容の体験
苦しみの中で考え抜いた結果として生まれる心理的変化、人間的成長。

では、成長した結果どうなるのか。

これに関しても研究が行なわれており、他者とのつながり、新たな可能性、人間的な強さ、心の変化、人生の再認識の点において成長が認められると言われています。田口さんの言葉は、まさに人間的な成長を遂げた人の言葉だったのです。

患者さんが精神的に成長する可能性を秘めていることは分かりました。では、彼らが内面的に成長するため、周囲にいる人が出来ることは何でしょうか。

多くのがん患者さんは生命の危機に瀕し、辛い思いをしています。孤独感にさいなまれ

ていることもあります。ですから、この時期に家族や医療者など周囲の人たちが、患者さんに孤独感を抱かせないようにすることが重要です。支援者の存在は病気に立ち向かうために欠かせない要因です。一緒にいる、声をかける、話を聴く、共に考えるなどの地道な行ないを通じて、共に歩む姿勢を示すことが大切だと考えます。孤独ではないと思える環境は、患者さんの精神面の成長により良い影響を及ぼすはずです。

次に、どうすれば、私たちは彼女のように精神的に成長出来るのでしょうか。田口さんは、がんになって命が限られている辛さ、苦しみの中で考え抜いたことで精神的な成長につながっています。苦しみながら考え抜くことは、精神的にかなり辛い作業です。すぐには出来ないかもしれません。しかしながら、自らの内面の将来の成長を期待して、日々努力を継続することが、田口さんの心境に少しでも近づく方法なのだと思います。患者さんが成し遂げたことは、同じ人間である私たちにも出来る可能性があることを示しています。

がんという病気になり健康を奪われ、今までの生活から大きな変更を余儀なくされ、死が目の前に来た時、悩み苦しんで考え抜いた田口さんの心に大切なものとして見えてきたのは精神的、人間的なつながり、自分自身の人間的成長の大切さでした。人生の究極の状態で必要とされたもの、それこそが本当に必要なものだと思います。田口さんが命をかけて私たちに見せてくれた人生のあるべき姿、それを私たちは大切にするべきです。

おわりに

がん患者さん、ご家族の心のケアに関して私の経験を中心にお伝えしてきました。一人の医師の経験ですから、ここに述べたことがすべてではありませんが、医療現場で現実に起こっていることと、それに対する対応についてなるべく具体的にお伝えするよう心がけてみました。今になって考えてみると、もっとしっかりやればよかった、もっとうまく出来たのではないかなどと思うことも数多くでてきて反省しきりです。

心のケアは本書でも述べたように広い領域にわたるため、これでよいというレベルに達するには、私自身、まだまだ時間がかかりそうです。

今、こうして原稿を眺めているとさまざまな患者さんが思い出されます。

がんになって悩み苦しんでいる患者さん。

元気を取り戻した患者さん。

うつ病の底からはい上がった患者さん。

意識障害の患者さん。

治療の甲斐なく亡くなられた患者さん。
看病するご家族。
ご遺族。

一緒に悩んだり、喜んだり、悲しんだことが次々と心に浮かんできます。

悩んだり、悲しんだりした臨床の現場で、患者さん、ご家族、ご遺族から多くのことを教えていただきました。この場を借りて御礼申しあげます。教えていただいたことを生かし、今後のがん医療における心のケアの向上に努めたいと思います。

本書では、がん患者さんの「生」のみならず、がん患者さんの「死」および「死後」を生きるご家族についても触れました。がん患者さんを前にして「死」とは……と思われるかもしれません。もっともなことだと思います。

ただ、精神腫瘍医が日常的に行なっているのは患者さんの生を支えることばかりではありません。「死にゆく人々」を支えるのも大切な仕事の一部なのです。ですから、「生」のみを話すだけでは私たちの活動を述べていることになりませんので、「死」の領域をも含めてお伝えすることにしました。

死にゆく人に関する話を述べることには大切な意味があります。

彼らは、もう自分には治癒の可能性がない、限られた時間しか残されていないことを身をもって感じています。身体は衰弱し、活動範囲が狭まり、今まで当たり前のようにできたことができなくなります。患者さんによっては、痛みが強まる場合もあります。しかしながら、彼らはその限られた時間、時には苦しみの中で有形無形のメッセージを私たちに残して去ってゆきます。そのメッセージは苦しみの中から絞り出されたものであるがゆえ、残された私たちが生きるための大切な意味が込められています。したがって、そのメッセージをお伝えすることは、よりよい「生」を生きるために欠くことのできないものであると考えています。

がん医療における心のケアの歴史はまだ始まったばかりです。まだまだわからないことが多いのですが、この分野の理解が進むことは、がん患者さん、ご家族ばかりではなく、すべての人がよりよく生きるための指標になると思います。今後もこの分野に関心を持ち続けていただければ幸いです。そして、本書がそのきっかけになれば、私も本望です。

稿を終えるに当たり、いつも私を支えてくださる、埼玉医科大学丸木清浩理事長、山内俊雄学長、尾本良三専務理事、丸木清之専務理事、松谷雅生病院長をはじめ埼玉医科大学幹部の先生方、臨床腫瘍科・腫瘍内科　佐々木康綱教授、緩和医療科　奈良林至教授をはじめ臨床腫瘍科・腫瘍内科、緩和医療科の先生方、精神腫瘍科　和田信医師、西田知未医師、和田芽衣心理士、岩岡幸江秘書、そして埼玉医科大学の皆様方本当にありがとうございます。

「先生が本を出すなら応援する！」と力強く語ってくださった「1・2の3で温泉に入る会」会長　俵萠子先生ありがとうございました。先生からはがん医療のこと、命のことなど本当に多くのことを学ぶことができました。感謝申しあげます。

本書を書き始めたころは、大学の窓から見える秩父山脈の木々は若芽が芽吹いていましたが、年が明けて梅の花芽が膨らむ時期となってしまいました。初めての本の作成で、なかなか筆が進まない私を常に支えてくださった河出書房新社の山崎美奈子様、本当に感謝しています。本を作成している期間中に、山崎さんにお子様、晴崇くんがお生まれになったことは、とても嬉しい出来事でした。

平成二〇年四月五日　　　　大西秀樹

おわりに——増補新版に寄せて

『がん患者の心を救う』を出版してから一〇年以上の月日が経ち、その間に臨床医として数多くの経験を重ねてきました。

その中で、私の人生に大きく影響を与えたのは「人間はいかなる時にも精神的に成長する可能性を秘めた存在である」という事実を知ったことでした。知るきっかけとなったのは、がんに罹患し、生命の危機に瀕しているにもかかわらず精神的に成長した多くの患者さんに出会ったことです。この事実を知ったことは、私にとって大きな糧《かて》でもあり、何らかの形で残したいと思っていたところ、編集者の山崎美奈子さんから『がん患者の心を救う』新版を作るので、章を一つ加えて欲しいとの要請があり、迷わずこのことを付け加えました。読者の皆様の参考になれば幸いです。

また、このことは私の精神科医としての働きにも大きな影響を与えてくれました。私の前には、気持ちが辛くなっている人が多く来院します。その辛さを目の当たりにし、どうすれば良いのか悩むことも多々あります。しかし、臨床の実践と学問的な知識を通して「人間は辛い状況でも精神的に成長する」ことを知りました。ですから、目の前に辛そうな患者さんが現れても「今、この人は辛い状況にあるが、成長の可能性を秘めた存在である」と認識することで、落ち着いて対処することが出来るようになりました。また、医療者は患者の病気を治すことだけが目的ではなく、患者さんの精神的な成長を手助けする存在であり、成長を促進するような関わり方が必要であると考えるようにもなり、それを実践するように心がけています。

私の診療を見守ってくれている埼玉医科大学の皆様、そして、自らの命をかけて懸命に生きる姿を見せてくれた患者さんたち、ありがとうございました。

令和元年六月五日

埼玉医科大学国際医療センターにて

大西秀樹

＊本書は、『がん患者の心を救う――精神腫瘍医の現場から』(二〇〇八年四月刊)に「7章　精神的成長」を加えた増補新版です。

■著者紹介

大西 秀樹（おおにし・ひでき）

1986年、横浜市立大学医学部卒業。

藤沢病院、横浜市立大学医学部精神科、神奈川県立がんセンター精神科部長を経て、現在、埼玉医科大学国際医療センター精神腫瘍科教授。

がん患者と家族の精神的なケアを専門とする、精神腫瘍医。家族ケアの一環として始めた、遺族の悲しみに耳を傾ける全国初の「遺族外来」が大きな反響を呼ぶ。

著書として『遺族外来——大切な人を失っても』（河出書房新社）、『家族ががんになりました』（法研）、『女性のがん　心のケア』（つちや書店）他多数。

がん患者の心を救う——精神腫瘍医の現場から

2008年4月30日　初版発行
2019年8月20日　増補新版初版印刷
2019年8月30日　増補新版初版発行

著　者　大西秀樹
発行者　小野寺優
発行所　株式会社河出書房新社

〒151-0051　東京都渋谷区千駄ヶ谷2-32-2
電話　03-3404-1201（営業）　03-3404-8611（編集）
http://www.kawade.co.jp/

装幀　石山ナオキ
組版　KAWADE DTP WORKS
印刷　株式会社暁印刷
製本　株式会社暁印刷

Printed in Japan
ISBN978-4-309-24923-0